ulmer

Nina Tamara Schneider

Ganz locker VEGAN kochen

easy, schnell & gesund

Rezepte für Studis, Azubis und Schüler*innen

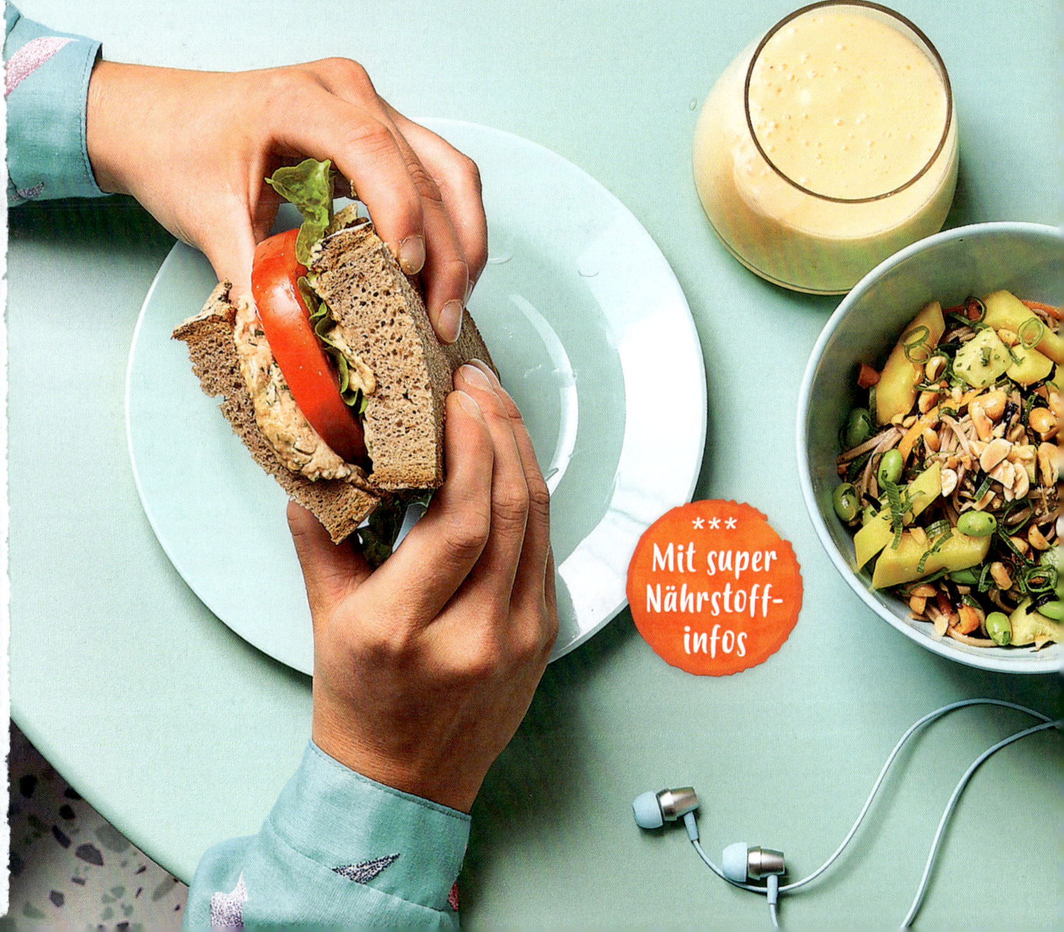

***
Mit super Nährstoff-infos

INHALT

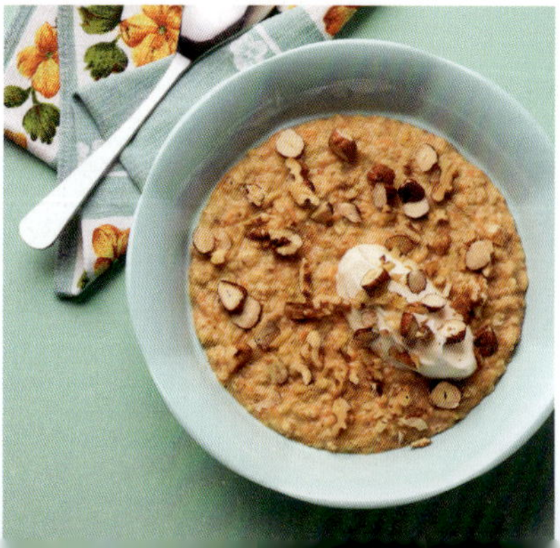

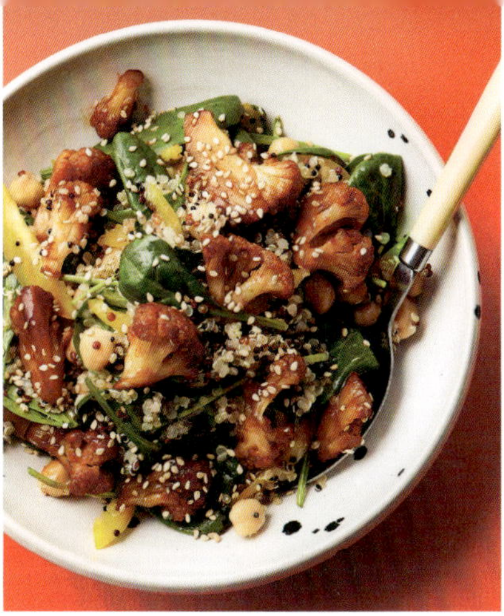

Bowls und Salate 83

Snacks für die WG-Party 99

Alkoholfreie Drinks 117

Service 126

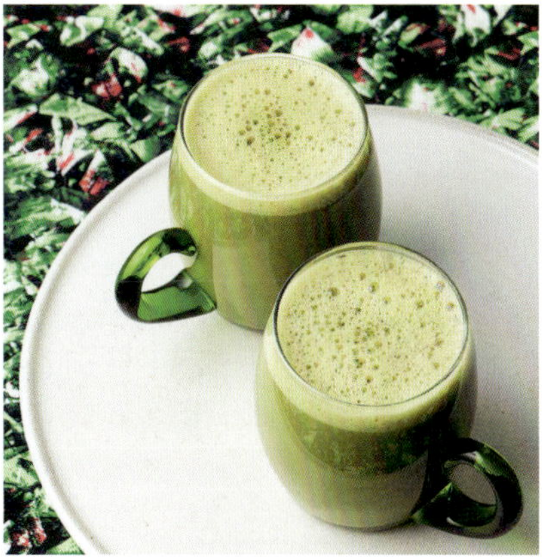

VORWORT UND EINSTIEG IN DAS KOCHBUCH

Bei dem Wort „vegan“ schießen unweigerlich Vorurteile in den Kopf: Vegan kochen ist kompliziert, teuer, dauert lange, und das Ergebnis schmeckt nicht. Und überhaupt ist veganes Essen arm an Nährstoffen und führt zu einer Mangelernährung. Denkst du das auch? In meinem Einsteigerbuch „How to vegan“ habe ich diese und weitere Vorurteile gegenüber dem Veganismus unter die Lupe genommen und entkräftet. Vegan kochen und sich vegan ernähren ist nicht so kompliziert, wie oft behauptet wird. Genau das möchte ich dir in diesem Kochbuch näherbringen. Trotzdem ist aller Anfang schwer. Wie lässt sich gerade im Trubel des Studi- oder Azubialltags eine gesunde Mahlzeit zusammenstellen? Und das dreimal täglich – morgens, mittags und abends? Wie jongliert man Lernunterlagen, wilde WG-Partys und gesunde Ernährung, ohne dass einem alles über den Kopf wächst? Wer erst mal den Dreh raushat, kann die Pflanzenküche genauso easy umsetzen wie die stinknormale Mischkost. Das Geheimnis sind bunte Lebensmittel, supergute Rezepte und etwa 30 Minuten Zeit zum Kochen.

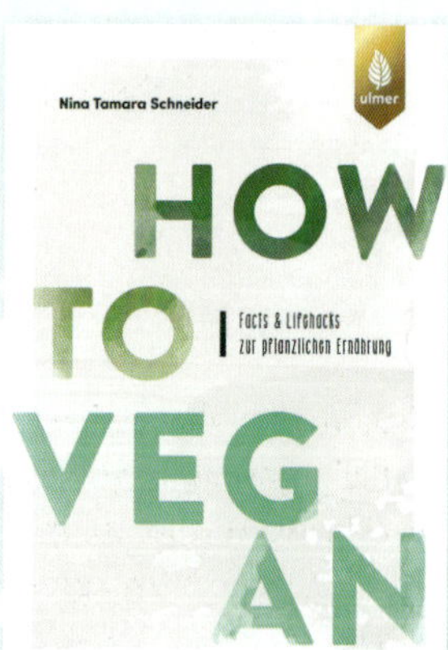

Warum eine vegane Lebensweise Sinn macht

Weltweit werden jährlich mehrere Billionen (!) Tiere getötet – für unseren Fleisch- und Fischgenuss, aber auch im Rahmen der Milch- und Eierproduktion. Wer vegan lebt und damit auf all diese Lebensmittel verzichtet, setzt ein Zeichen gegen die Ausbeutung von Tieren. Damit nähern wir uns einer Welt, in der Tiere mit Respekt und Mitgefühl behandelt werden. Daneben sind Klima- und Umweltschutz ein bedeutender Nebeneffekt einer pflanzenbetonten Ernährung. Jede Mahlzeit, die wir ohne tierische Produkte genießen, ist ein Schritt in Richtung einer besseren Zukunft für uns alle.

Aus diesen Gründen bin ich im Jahr 2012 (in kleinen Schritten) zur Veganerin geworden. Und glaube mir: Vegetarische und vegane Ernährung habe ich vorher belächelt. Ich war der Überzeugung, dass ich niemals ohne Fleisch und Käse leben könnte. Doch hier bin ich nun, studierte Ernährungswissenschaftlerin und überzeugte ethikbegründete Veganerin und schreibe mein zweites Buch zu genau dieser Thematik. Wenn *ich* das schaffe, dann klappt's bei dir auch.

Was dich in diesem Kochbuch erwartet

In dieser Rezeptsammlung möchte ich dir gesunde vegane Gerichte näherbringen, die ohne viel Aufwand auf deinem Teller landen. Sie sind in weniger als 30 Minuten zubereitet. Die Rezepte müssen aber nicht strikt befolgt werden. Werde kreativ und wandle sie so ab, wie sie in deinen Alltag passen. Wenn du eine Gemüsesorte nicht zu Hause hast, dann wählst du einfach eine aus, die da ist.
Die meisten Rezepte sind für eine Person konzipiert. Wenn du für Freunde, WG-Mitglieder oder die Familie mitkochen willst, kannst du die Mengen einfach anpassen. Die Rezepte sind auch prädestiniert für Meal-Prepping! Wenn dir ein Gericht besonders gut schmeckt, dann koche es doch beim nächsten Mal in einer größeren Portion. So hast du für die Folgetage schon vorgekocht und sparst somit Zeit.
Als Ernährungswissenschaftlerin habe ich regelmäßig vegane Kochbücher in der Hand, um zu prüfen, ob ich sie an meine Kundinnen und Kunden weiterempfehlen kann. Mir fällt dabei immer wieder auf, dass nur wenige davon von Ernährungsfachkräften konzipiert wurden. Die meisten veganen Kochbücher stammen von (Hobby-)Köch*innen und Influencer*innen. Die Rezepte sind zwar alle kreativ und zum Dahinschmelzen lecker – aber nicht alle sind ernährungsphysiologisch sinnvoll. Ein Teller voll schön angerichtetem gedünsteten Gemüse sieht lecker aus, keine Frage. Satt macht das Gemüse aber nicht. In meiner Rezeptsammlung findest du sättigende, nährstoffreiche Mahlzeiten, die genau auf die Bedürfnisse von vegan lebenden Menschen zugeschnitten sind. Sie enthalten besonders viel der in der veganen Ernährung potenziell kritischen Nährstoffe. Bei vielen Rezepten findest du neben Hinweisen zur Abwandlung und Zubereitung auch Infos über die enthaltenen Nährstoffe.

Wie du dich gesund vegan ernährst

Eine pflanzenbetonte Ernährung hat viele gesundheitliche Vorteile gegenüber einer stark fleischlastigen Ernährung: Sie kann vor den ernährungsbedingten Erkrankungen Diabetes Typ 2, Bluthochdruck und Adipositas schützen. Wie in jeder Ernährungsweise gibt es auch in der veganen Ernährung kritische Nährstoffe. Wenn sie richtig geplant und sinnvoll zusammenstellt ist, kann eine vegane Ernährung mit ein paar wenigen Ergänzungsmitteln aber alle wichtigen Nährstoffe abdecken, die unser Körper für ein gesundes Leben benötigt. Ein besonderes Augenmerk solltest du auf die folgenden Nährstoffe legen:

Vitamin B12: Dieses Vitamin wird nur von bestimmten Mikroorganismen produziert. Manche Tiere können es selbst herstellen, andere nehmen es mit der Nahrung auf. In pflanzlichen Lebensmitteln befindet es sich nicht, deswegen sollte ein gutes Vitamin B12-Supplement in jeder veganen Küche bereitstehen.

Vitamin B2: In Studien wurde festgestellt, dass vegan lebende Menschen durchschnittlich weniger Vitamin B2 aufnahmen als mischköstlich Lebende (Allesessende), auch wenn es durchaus entsprechende vegane Lebensmittel gibt. Reich an Vitamin B2 sind Vollkorngetreide, Nüsse, Pilze und Hülsenfrüchte.

Vitamin D: Dieses Vitamin bilden wir in unserer Haut selbst, mithilfe von UV-Strahlung – ein täglicher Aufenthalt in der Sonne ist daher wichtig. Nur einen kleinen Teil nehmen wir über die Nahrung auf. Manche Pilze enthalten Vitamin D, wenn sie unter UV-Strahlen kultiviert wurden. Mischköstler*innen sind hier genauso mangelgefährdet wie Veganer*innen.

Vitamin A: Pflanzliche Nahrung enthält nur die Vorstufen von Vitamin A – die Carotinoide. Sie müssen in unserem Darm erst in Vitamin A umgeformt werden. Viele Carotinoide finden sich in orangem, rotem, gelbem und dunkelgrünem Gemüse.

Calcium: Die wichtigste Quelle für Calcium sind Milch und Milchprodukte. Weil die in der veganen Ernährung wegfallen, müssen Alternativen her: Viel Calcium enthalten Hülsenfrüchte, grünes Gemüse, angereicherte Pflanzendrinks und calciumreiches Mineralwasser (ab > 400 mg Calcium pro Liter).

Zink und Eisen: Beides sind wichtige Spurenelemente, die in pflanzlicher Nahrung zwar reichlich vorkommen, aber durch bestimmte Prozesse aus diesen Quellen weniger gut von unserem Darm aufgenommen werden als aus tierischen Lebensmitteln. Vollkornprodukte, Nüsse und Hülsenfrüchte enthalten viel Zink und Eisen. Vitamin C-reiche Lebensmittel steigern die Aufnahme dieser Spurenelemente drastisch: Rohe Paprika, Zitrone und Kohlgemüse enthalten viel Vitamin C.

Jod: Da Fisch als wichtigste Jodquelle wegfällt, müssen Meeresalgen diesen Platz einnehmen. Algen wie Nori, Wakame, Arame und Dulse machen sich gut als Topping über bunten Bowls oder als Einlage in Suppen. Auch wichtig: Immer ein jodiertes Speisesalz nutzen!

Selen: Unsere Böden sind arm an Selen, deswegen bekommen Nutztiere dieses Spurenelement in ihr Futter gemischt – so landet das Selen dann auf dem mischköstlichen Teller. Der vegane Teller ist eher arm an Selen. Deswegen sollten Paranüsse, Steinpilze und Hülsenfrüchte regelmäßig auf dem Speiseplan stehen, da sie viel Selen enthalten. Mittlerweile gibt es als Alternativen mit Selen angereicherte Äpfel (Sorte Selstar®) und Jod-Selen-Salz.

Omega-3-Fettsäuren: Nüsse und Samen sind reich an der wichtigen Alpha-Linolensäure. Noch wichtiger sind aber die Omega-3-Fettsäuren DHA und EPA, die zum Beispiel in Fisch enthalten sind. Sie befinden sich auch in Mikroalgen. Ein gutes Algenöl oder ein Leinöl (mit DHA/EPA angereichert) sollte regelmäßig in der kalten Küche zum Einsatz kommen.

Protein: Eiweiß bzw. Protein besteht aus Ketten einzelner Aminosäuren. Pflanzen enthalten alle wichtigen Aminosäuren, die wir brauchen, um körpereigenes Protein zu produzieren. Ein Fokus sollte aber auf die Aminosäure Lysin gelegt werden, die bei einer unausgewogenen Ernährung gerne mal zu kurz kommt. Reich an Lysin sind Hülsenfrüchte und Nüsse.

Der vegane Teller

Der vegane Teller auf Seite 8 zeigt, wie eine vegane Mahlzeit optimalerweise zusammengestellt werden sollte:

- Wähle das Gemüse, das dir schmeckt, aber bringe Abwechslung rein! Wenn du dich an den Farben des Regenbogens orientierst, erhältst du eine besonders große Nährstoffvielfalt.
- Bei Obst solltest du frisches Obst bevorzugen, aber auch Saft und Mus sind mal okay. Besonders empfehlenswert sind übrigens Beeren: Sie stecken voller gesunder, sekundärer Pflanzenstoffe.
- Kaufe Getreideprodukte am besten so oft wie möglich in der Vollkornvariante, denn in den Randschalen des Korns befinden sich viele wichtige Mineralstoffe. Mit Getreideprodukten sind Lebensmittel wie Brot, Pasta, Getreideflocken, Couscous, Bulgur, Grieß und vieles mehr gemeint. Du erkennst die Vollkornvariante daran, dass Vollkorn ganz oben in der Zutatenliste steht. Denn ein braunes Brot ist noch lange kein Vollkornbrot – manchmal werden Teigwaren mit Sirup braun gefärbt! Anstatt Getreide kannst du auch Kartoffeln oder Süßkartoffeln wählen.
- Beim Begriff Hülsenfrüchte verstehst du nur Bahnhof? Dabei handelt es sich um Bohnen, Erbsen, Kichererbsen, Linsen, Sojabohnen, Lupinen und streng genommen auch Erdnüsse. Hülsenfrüchte sind reich

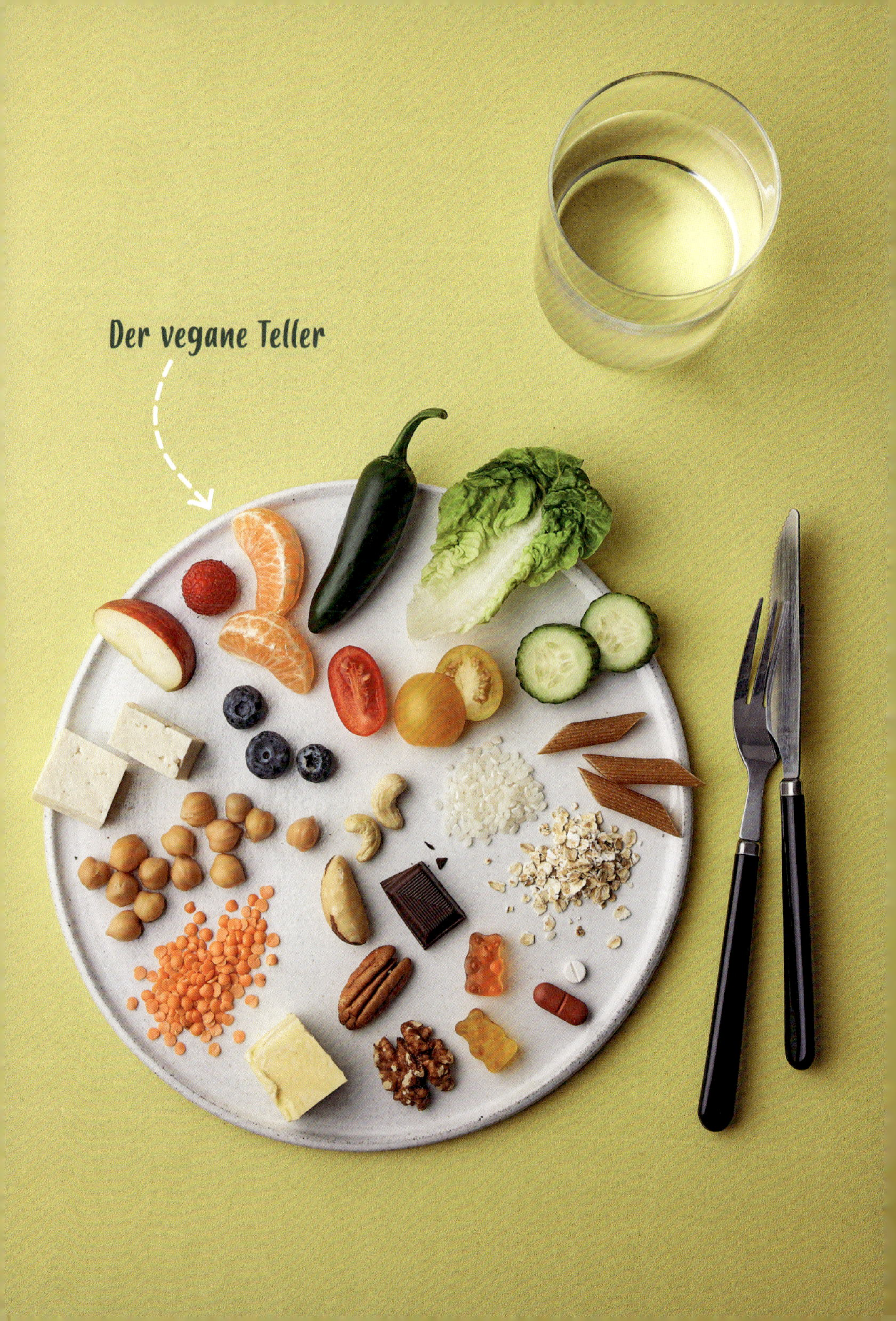
Der vegane Teller

an Proteinen und voller wichtiger Vitamine und Mineralstoffe. Sie sind ein Muss in der veganen Ernährung. Probiere dich durch die verschiedenen Sorten durch! Andere tolle Eiweißquellen sind Tofu, Tempeh, Seitan, Pflanzendrinks und Pflanzenjoghurt. Oder du probierst proteinreiche Pseudogetreidesorten wie Quinoa, Amaranth und Buchweizen aus.

- Nüsse, Samen, Öle und Fette sollten auf deinem Teller nicht fehlen. Entweder verzehrst du Nüsse roh oder in Form von Nussmus. Gute Öle, die viele gesunde Omega-3-Fettsäuren enthalten, sind Mikroalgenöl, Leinöl, Olivenöl und Rapsöl. Die ersten beiden Öle bitte nur kalt verwenden (also nicht zum Braten zum Beispiel) und im Kühlschrank lagern!

Die vegane Ernährung
kommt (momentan leider noch) nicht ohne Nahrungsergänzungsmittel aus. Sprich mit einer Ernährungsfachkraft und mit deiner Ärztin oder deinem Arzt darüber, welche Supplemente du benötigst. Unentbehrlich ist ein Präparat mit Vitamin B12! Einen ausführlichen Supplementguide findest du in meinem Buch „How to vegan".

- Ultrahoch verarbeitete Ersatzprodukte, Süßigkeiten und Fast Food dürfen auch mal auf den Teller. In kleinen Mengen und im Rahmen einer gesunden Ernährung sind sie nicht gesundheitsschädlich. Außerdem schmecken sie einfach lecker. Zuerst solltest du dich aber an den anderen Lebensmittelgruppen satt essen, bevor du zu Süßigkeiten & Co. greifst.

Wie du siehst, können viele kritische Nährstoffe durch Lebensmittel wie Vollkorngetreide und Hülsenfrüchte abgedeckt werden. Deswegen liegt der Fokus in diesem Kochbuch auf diesen Lebensmitteln. Also keine Angst vor Vollkorn, Bohnen, Linsen, Erbsen und Tofu! Wenn sie richtig zubereitet sind, sind sie superlecker!
Neben dem Teller sollte übrigens ein großes Glas mit einem alkoholfreien, energiearmen Getränk stehen. Optimalerweise ist das ein calciumreiches Mineralwasser oder ein ungesüßter Tee. Über den Tag verteilt solltest du ca. 1,5 Liter davon trinken.
So, nun genug der Vorbemerkungen. Lade deine Freundinnen und Freunde ein, schnappt euch eure Kochschürzen und lasst uns gemeinsam den Kochlöffel schwingen. In diesem Sinne wünsche ich viel Freude beim veganen Kochen, Genießen und Entdecken! Wer mag, springt gleich zu den Rezepten (ab Seite 22). Alle anderen lesen direkt auf der nächsten Seite weiter und erfahren noch ein paar Hintergründe.

SMART UND GÜNSTIG EINKAUFEN

Damals als Studentin hatte ich nur ein kleines Budget für Lebensmittel. Ich musste meinen Einkauf also gut planen, sonst hatte ich zum Monatsende hin nur noch Geld für Nudeln und Pesto. Damit dir das nicht passiert, bekommst du in diesem Kapitel Tipps, wie du mit einem begrenzten Budget smart Lebensmittel einkaufen kannst.

Erstelle eine Einkaufsliste und einen Essensplan

Auch wenn es banal klingt und du das schon tausendmal gelesen hast: Das Einkaufen ohne Einkaufsliste endet meistens im Chaos und mit einem leeren Geldbeutel. Vor allem wenn du auch noch hungrig bist, denn dann kaufst du mit hoher Wahrscheinlichkeit Produkte, die du eigentlich gar nicht brauchst – und dann irgendwann wegschmeißt.
Überlege dir einmal pro Woche, welche Gerichte du in der kommenden Woche zubereiten möchtest und notiere alle benötigten Zutaten. So vermeidest du Impulskäufe und sorgst dafür, dass du wirklich nur das kaufst, was du benötigst.

Suche nach Sonderangeboten

Halte Ausschau nach Sonderangeboten und Rabatten, insbesondere für Grundnahrungsmittel wie Hülsenfrüchte, Getreide, Obst und Gemüse. Falls dir das Prospektedurchblättern zu Oldschool ist: Mittlerweile gibt es viele Instagramseiten, die über aktuelle und kommende Rabattaktionen in den Supermärkten berichten.

Kaufe regionale Lebensmittel und nutze einen Saisonkalender

Regional angebautes Gemüse und Obst der Saison ist immer besonders günstig und außerdem gut für die Umwelt. Es lohnt sich für deinen Geldbeutel also sehr, wenn du dir einen Saisonkalender an den Kühlschrank pinnst. Online findest du den kostenlosen „Saisonkalender: Heimisches Obst und Gemüse", nämlich auf der Website der Verbraucherzentrale.

Nutze Too Good to Go und kaufe MHD-Ware

Mit der App *Too Good to Go* kannst du reduzierte Lebensmittel in Supermärkten, Restaurants und Cafés zur Selbstabholung kaufen, die sonst am Ende des Tages im Müll gelandet wären. Damit vermeidest du Lebensmittelverschwendung und kannst kostengünstig Neues ausprobieren.
MHD-Ware sind Lebensmittel, die ihr Mindesthaltbarkeitsdatum erreicht haben, aber immer noch genießbar sind. Viele Supermärkte bieten sie zu stark reduzierten Preisen an, um Platz für frische Ware zu schaffen.
Das Mindesthaltbarkeitsdatum ist nicht mit dem Verfallsdatum gleichzusetzen: MHD-Ware ist oft noch für eine gewisse Zeit nach Erreichen des MHD genießbar. Bevor du selbst abgelaufene Lebensmittel entsorgst, solltest du prüfen, ob sie noch in Ordnung aussehen, riechen und schmecken, sodass du sie tatsächlich noch essen kannst!

Wähle Bio nur in Ausnahmefällen

Biolebensmittel erleben momentan einen großen Hype. Sie sollen besonders gesund und nährstoffreich sein. Ökologische Landwirtschaft ist für unsere Umwelt in der Regel nachhaltiger als die konventionelle. Für deine Gesundheit aber macht es keinen Unterschied, ob du Bio oder konventionelles Obst und Gemüse kaufst. Die Hauptsache ist, dass du es überhaupt kaufst und isst. Nur bei bestimmten Obstsorten kann es sinnvoll sein, der Bioware den Vorzug zu geben: Wenn du von Zitrusfrüchten zum Beispiel die Schale mitverwenden möchtest, solltest du Bio kaufen. Auch bei Obstsorten, die gern mit nicht-veganem Bienenwachs und Schellack behandelt werden, lohnt sich die garantiert unbehandelte Biovariante, also zum Beispiel bei Äpfeln.

Kaufe in Großpackungen

Trockene Hülsenfrüchte, Reis und Nudeln in der ungekochten Ausführung und Gewürze haben eine lange Haltbarkeit und können deswegen problemlos in Großpackungen von einem bis drei Kilo gekauft und gelagert werden. Wenn du in einer WG lebst und alle etwas beisteuern, lohnen sich auch Fünf-Kilo-Packungen! Großpackungen findest du online oder (falls du Zugang dazu hast) im Großhandel.

Nutze günstige Proteinquellen

Protein ist ein wichtiger Bestandteil einer ausgewogenen veganen Ernährung. Statt teurer veganer Fleischersatzprodukte kannst du günstige pflanzliche Proteinquellen wie Hülsenfrüchte und ungewürzten Tofu, Tempeh oder Seitan kaufen. Wie du sie am leckersten zubereitest, erfährst du auf den Seiten 17 ff.

Kaufe in asiatischen und türkischen Supermärkten

Gerade diese Supermärkte haben aufgrund der entsprechenden kulturellen Traditionen oft viele vegane Lebensmittel im Sortiment. Die Preise dort sind meist günstiger und die Ware ist frischer, da die Lieferketten anders sind und Ware beim Großmarkt eingekauft wird. Im asiatischen Supermarkt sind Tofu, Tempeh, Sprossen, asiatische Nudeln, Reis und Algen besonders günstig, im türkischen Supermarkt Gemüse, Obst, Kräuter, Hülsenfrüchte, eingelegtes Gemüse, Bulgur, Couscous und Fladen.

LEBENSMITTEL RICHTIG LAGERN

Damit deine Lebensmittel lange frisch und gut bleiben, ist es wichtig, dass du sie richtig lagerst. So sollten trockene Lebensmittel wie Getreide, Hülsenfrüchte, Nüsse, Samen und Gewürze in luftdichten Behältern an einem kühlen, dunklen, trockenen Ort aufbewahrt werden. Damit sind sie auch vor Schädlingen geschützt.

Lebensmittel, die besser außerhalb des Kühlschranks oder höchstens drei Tage darin gelagert werden sollten:

Auberginen, Bananen, Basilikum, Kartoffeln, Knoblauch, Mangos, Melonen, Orangen, Tomaten, Zitronen, Zucchinis, Zwiebeln.

Auch Öle gehören an einen kühlen und dunklen Ort, um die Oxidation und damit das Ranzigwerden hinauszuzögern. Lein- und Algenöl sollten immer im Kühlschrank stehen.
Für das richtige Einräumen des Kühlschranks gibt es viele Regeln und Hinweise. Wichtig zu wissen ist, dass ein Kühlschrank mehrere Kühlzonen hat, in denen verschiedene Temperaturen herrschen. Ganz oben bei 6–8 °C können Reste vom Vortag und Beeren gelagert werden. Zur Mitte hin wird es im Kühlschrank immer kühler. Dort fühlen sich Pflanzenjoghurt sowie Tofu und andere Fleischalternativen wohl. Manche Kühlschränke haben ein separates 0 °C-Fach für Fleisch, Fisch und Milchprodukte. Veganer können es für Milchalternativen oder zum schonenden Auftauen von

Heimisches Obst
mag es meistens kühl.
Exotisches Obst
mag es meistens warm.

Tiefkühlware nutzen. In den unteren Boxen herrschen dann wieder 8–12 °C. Diese wärmere Zone ist ideal für kälteempfindliches Obst und Gemüse. Die Tür des Kühlschranks ist am wärmsten, daher können dort länger haltbare Produkte wie Senf, Marmeladen, Soßen, pflanzliche Butter, Pflanzendrinks und andere Getränke stehen.
Frische Kräuter können nach dem Waschen noch feucht in einem Frischhaltebeutel oder in ein angefeuchtetes Geschirrtuch eingewickelt im Gemüsefach aufbewahrt werden. Auch Salat kannst du in ein feuchtes Tuch gewickelt dort hineinlegen. Alternativ kannst du den Strunk in ein Behältnis mit Wasser stellen. Dann werden die Salatblätter nicht so schnell labberig. Pilze gehören in einer Papiertüte ins Gemüsefach. Tomaten und Äpfel sollten separat von schnell verderblichem Gemüse gelagert werden, denn sie sondern viel von dem Reifegas Ethylen ab. Karotten solltest du in ein feuchtes Tuch schlagen – so bleiben sie lange knackig. Beeren können sofort nach dem Kauf ungewaschen in ein Schraubglas (zum Beispiel ein altes Marmeladenglas) gefüllt werden.

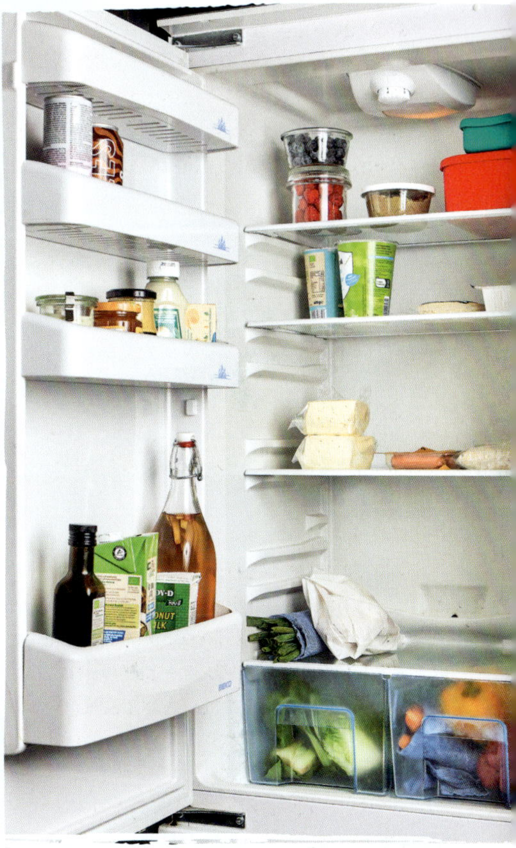

Diese Tipps sollen dir das richtige Lagern von Lebensmitteln erleichtern, damit sie nicht unnötig schnell schlecht werden. Besser ist natürlich, sie schnell zu verbrauchen. Dann kannst du auch exotisches Obst & Co. kühl lagern. Ich zum Beispiel mag keine warmen Bananen, deswegen liegen sie bei mir immer im Kühlschrank.

ZUTATEN, DIE DU DAHABEN SOLLTEST

Die Basis:

- Gemüse
- Obst
- Hülsenfrüchte
- Nüsse
- Kartoffeln
- Getreideprodukte
- Ersatzprodukte

Neben diesen Grundnahrungsmitteln sollten folgende fünf Zutaten im Haus sein:

1. Protein aus Soja: Tofu, Tempeh und texturiertes Soja haben zwei Gemeinsamkeiten – sie werden aus der Sojabohne hergestellt, und sie sind extrem vielseitig. Wer Tofu & Co. einfach roh belässt, muss sich nicht über den faden Geschmack wundern. Gewürze, Marinaden und verschiedene Zubereitungsarten sind das Geheimnis für leckeren Tofu, knusprigen Tempeh und würziges Sojafleisch. Wer Soja nicht verträgt oder Abwechslung reinbringen möchte, kann Alternativen zum Beispiel aus Erbsen und Lupinen oder Seitan (Weizeneiweiß) probieren.

2. Würzmittel: Gewürze, Würzsoßen und Würzpasten machen vegane Gerichte herzhaft, würzig, rauchig und fleischig. Sojasoße, Misopaste, Umamisalz, Hefeextrakt und Glutamat sorgen für einen unverwechselbar leckeren Fleischgeschmack, ganz ohne tote Tiere. Nach rauchigem BBQ schmeckt es mit Liquid Smoke, Geräucherte-Paprika-Pulver und Rauchsalz.

3. Hefeflocken: Nährhefe bzw. Hefeflocken sind eine nussig-aromatische Alternative zu Käse. Mit ihnen lassen sich cremige vegane Käsesoßen, Parmesantoppings und Pestos zubereiten. Sie sind vollgepackt mit B-Vitaminen und damit nicht nur eine leckere, sondern auch eine nährstoffreiche Zutat.

4. Kala Namak-Salz: Kala Namak ist ein spezielles Steinsalz, das in veganen Gerichten verwendet wird, um den typischen Eigeschmack und -geruch zu erzeugen. Dafür verantwortlich ist der hohe Schwefelgehalt des Salzes. Kala Namak sollte erst nach dem Kochen in kleinen Mengen über das Gericht gestreut werden. Schmeckt sehr lecker in Tofurührei, veganen Omeletts und Salatdressings.

5. Algen: Nori, Kombu, Wakame und Dulse sind einige der am häufigsten verwendeten Algenarten in der veganen Küche. Sie verleihen Suppen, Brühen, Salaten, Sushirollen und vielen anderen Gerichten einen herzhaften, umamireichen Geschmack. Darüber hinaus enthalten Algen auch viel Jod und sind deswegen eine tolle Alternative zu Fisch.

VEGANEN ERSATZ AUS GRUNDZUTATEN HERSTELLEN

Hier ein paar grundsätzliche Tipps, womit du altbekannte tierische Lebensmittel clever, günstig und vor allem lecker ersetzen kannst – und das ganz ohne ein fertiges Ersatzprodukt kaufen zu müssen:

Tierprodukte clever ersetzen

Tierisches Produkt	Vegane Alternative
Fleisch	Tofu, Räuchertofu, Tempeh, Seitan, texturiertes Soja, Lupinen, Kichererbsen, Linsen, Bohnen
Fisch	Tofu mit Norialgen
Milch	Wasser gemixt mit Salz und Nüssen
Joghurt	Pflanzendrink mit Joghurtkulturen
Kochsahne	Nussmus, Kokosmus
Käse	Hefeflocken, Hefeschmelz, Cashew-Tofu-Frischkäse
Eier	1 EL Leinsamen + 2 EL Wasser, reife Banane, Apfelmark, 1 EL Sojamehl + 2 EL Wasser
Honig	Dattel-, Ahorn- oder Zuckerrübensirup, Agavendicksaft
Gelatine	Speisestärke, Flohsamenschalen, Agar-Agar

Geschmack durch Gewürze

Fleischgerichte schmecken nicht automatisch lecker, nur weil Fleisch enthalten ist. Die Würze macht den Geschmack! Dasselbe gilt für vegane Gerichte. Probiere neben Salz und Pfeffer auch mal Kreuzkümmel, Geräucherte-Paprika-, Knoblauch- oder Currypulver, Zimt und getrocknete Kräuter aus. Frische Kräuter geben noch mal einen ganz anderen, intensiven Geschmack in die Gerichte. Für den Anfang kann ich fertige Gewürzmischungen empfehlen. So lernst du schnell, was dir schmeckt und was nicht.

Sei nicht enttäuscht, wenn dir eine vegane Kochkreation beim ersten Mal nicht gelingt oder wenn dir ein selbstgemixtes Ersatzprodukt nicht schmeckt. Manchmal benötigt etwas mehrere Probeläufe, bis es so schmeckt, wie es schmecken soll.

Bevor ich meine liebsten Ersatzprodukte gefunden habe, musste ich jahrelang rumprobieren. Alle paar Monate kommen neue Produkte auf den Markt – irgendwann findest auch du einen schmackhaften Pflanzendrink für deinen Kaffee und einen leckeren veganen Käse.

Die Welt des Tofus

Tofu ist kein typisches Ersatzprodukt für Fleisch, sondern ein eigenständiges Lebensmittel mit langer Tradition. In den asiatischen Ländern ist er längst ein Grundnahrungsmittel. Bei uns ist er aus vegetarischen und veganen Gerichten nicht mehr wegzudenken, während viele Mischköstler ihn eher skeptisch betrachten. Falsch zubereitet schmeckt er nämlich gar nicht so gut.
Die Herstellung von Tofu ähnelt der von Quark: Tofu ist nichts anderes als ein schnittfester Sojabohnenquark. Je nach restlichem Wassergehalt und Verarbeitungsart werden verschiedene Tofusorten unterschieden:

- **Fester, weißer Tofu (Naturtofu):** Weil er so flexibel einsetzbar ist, wird der weiße Naturtofu in den meisten Tofugerichten verwendet. Roh ist er fad und fast geschmacklos. Erst die Zubereitungsart macht aus ihm eine geniale Fleisch-, Fisch- und Käsealternative. Je nach Hersteller unterscheiden sich die Qualität, der Wassergehalt und die Festigkeit. Frischer asiatischer Tofu aus dem Asiamarkt enthält mehr Feuchtigkeit als zum Beispiel westlicher abgepackter Tofu, der meist eher fest und trocken ist. Probiere unbedingt verschiedene Hersteller und Marken aus!
- **Seidentofu:** Der puddingartige Seidentofu hat einen sehr hohen Wassergehalt und eignet sich eher weniger zum Braten und Backen. Aus ihm kann man aber grandiose Mousse au Chocolat und Puddingdesserts machen. Seidentofu eignet sich aber auch für Einlagen in Suppen, als Grundlage für cremige Soßen oder in einem Tofurührei.
- **Räuchertofu:** Der goldbraune Tofu hat durch die Behandlung in einer Räucherkammer ein würzig-rauchiges Aroma. Außerdem enthält er mehr Salz und manchmal auch verschiedene andere Gewürze, Nüsse oder Samen. Räuchertofu eignet sich gebraten perfekt als Speckersatz, schmeckt lecker roh auf Brot oder als herzhaftes Topping auf der Pizza.
- **Eingelegter oder vorgewürzter Tofu:** Viele Tofuhersteller haben neben Naturtofu auch vorgewürzte, frittierte, gebratene oder eingelegte Tofusorten im Sortiment. Die müssen dann nur noch warm gemacht werden.

Das kannst du mit Tofu anstellen:

- Seine Konsistenz anpassen: Friere den Tofu ein und taue ihn dann wieder auf; überschüssiges Wasser kannst du dann durch Ausdrücken entfernen; vor dem Braten kannst du ihn in Speisestärke wälzen, damit er knuspriger wird.
- Seine Größe und Form variieren: Du kannst Tofu würfeln, reiben, in grobe Stücke reißen, in dicke oder feine Scheiben schneiden, mit einem Sparschäler schälen, pürieren, mit einer Gabel zerdrücken ...
- Geschmack an ihn bringen: Bestreue deinen Tofu mit Gewürz, lege ihn in Marinade ein, koche ihn in Marinade, lösche ihn mit einer Soße ab oder paniere ihn.
- Ihn unterschiedlich zubereiten: Tofu lässt sich braten, backen, kochen, grillen, schmoren, frittieren, roh einlegen ...

AUSSTATTUNG FÜR DIE VEGANE KÜCHE

Du brauchst nicht gerade eine Küchenvollausstattung mit allen Geräten, die du dir vorstellen kannst, um ein schmackhaftes veganes Gericht zu zaubern, aber eine solide Ausstattung kann die Zubereitung sehr erleichtern. Das eine Gerät kann dir viel Arbeit abnehmen, das andere den Kochprozess um einiges beschleunigen.

Must-haves:

- ein scharfes Messer
- ein großes Schneidebrett
- Kochtöpfe
- Pfannen
- ein Pürierstab
- eine einfache Küchenreibe

Mit der Zeit wirst du merken, welche Anschaffung sich lohnen könnte. Um dir die Entscheidung leichter zu machen, stelle ich dir meine Lieblingsküchengeräte hier kurz vor.

Mixgeräte

Für das gelegentliche Suppenkochen und Smoothie- oder Soßenzubereiten reicht ein einfacher Pürierstab völlig aus. Wer ein Modell mit verschiedenen Aufsätzen kauft, hat gleichzeitig einen Schneebesenaufsatz für das Kuchenbacken und Sahneaufschlagen sowie einen Zerkleinerer. Der Standmixer hat in der Regel eine höhere Leistung, ist aber nicht so flexibel einsetzbar wie ein Pürierstab. Der Hochleistungsmixer hat sogar noch mehr Power und ist super für alle, die regelmäßig glattpürierte Smoothies und selbst Eis herstellen möchten. Wer eine Karriere als Backprofi angehen möchte, kauft sich am besten einen Standrührer.

Food Processor

Ein Food Processor (bzw. eine Küchenmaschine) ist ein vielseitig einsetzbares Gerät: Er kann schneiden, zerkleinern und Zutaten mischen, und die meisten Modelle haben viele verschiedene Aufsätze und Funktionen. Ich habe ein einfaches Modell, das einerseits Scheiben schneiden und Raspeln kann und andererseits einen Messereinsatz zum Pürieren enthält. So gibt's in Sekundenschnelle Gurkensalat, feine Rotkohlraspel und cremige Soßen.

Reiskocher

Ein Reiskocher zaubert in wenigen Minuten ohne viel Zutun den perfekt gegarten Reis und nimmt keinen Platz auf dem Herd weg. Es gibt ihn schon ab 20 Euro in der einfachsten Variante. Hat dein Gerät einen Dampfeinsatz, dann kann es sogar Gemüse garen. Empfehlenswert für Personen, die oft Reis kochen oder regelmäßig den Herd schrubben müssen, weil der Reis mal wieder übergekocht und angebrannt ist.

Heißluftfritteuse

Auch wenn ein handelsüblicher Backofen genau dieselben Funktionen hat, macht die Heißluftfritteuse alles ein bisschen einfacher, schneller und unkomplizierter. Egal ob Gemüse, Pommes oder Tofu, alles wird in kürzester Zeit ganz ohne Fett und Öl knusprig gebacken.

ZEIT SPAREN BEIM KOCHEN

Zwischen Klausuren, Feiern und Netflixschauen bleibt oft nicht viel Zeit zum Kochen. Alle Rezepte in diesem Kochbuch sind deswegen so konzipiert, dass du zum Zubereiten weniger Zeit benötigst als fürs Streamen deiner Lieblingsserie. Hier aber trotzdem ein paar Tricks, wie du zukünftig schneller eine warme und leckere vegane Mahlzeit auf den Tisch bringen kannst:

Meal Prep

Meal Prep klaut dir zwar für den Moment Zeit, aber du sparst sie in den Tagen danach, wenn du nicht neu kochen, sondern nur aufwärmen musst. Koche von deinem Lieblingsgericht also einfach gleich etwas mehr. Aber auch auf Zutatenebene macht sich gute Vorbereitung bezahlt: Schneide Gemüse und koche getrocknete Hülsenfrüchte oder Getreideprodukte im Voraus und bewahre sie in luftdichten Behältern im Kühlschrank oder im Gefrierfach auf. So musst du für eine schnelle und gesunde Mahlzeit nur noch die vorbereiteten Zutaten kombinieren.

Convenience-Produkte

Gerade in der Tiefkühlabteilung gibt es eine große Auswahl an veganen Convenience-Produkten. Sie heißen so, weil es sehr bequem (engl. „convenient“) ist, sie zu benutzen. Damit sind nicht nur ultrahochverarbeitete Fertigprodukte gemeint. Es gibt bunte Gemüsemischungen, die gewaschen und vorgeschnitten, aber ungewürzt sind und vielseitig eingesetzt werden können. Bei meinem Einkauf dürfen auch einzelne Sorten Tiefkühlgemüse wie Erbsen, geschnittener Brokkoli und gewürfelter Kürbis nie fehlen.

Gute Vorbereitung

Dir brennt der Tofu regelmäßig in der Pfanne an, weil du nebenher damit beschäftigt bist, die anderen Zutaten aus den Küchenschränken zusammenzusuchen? Um Chaos, Stress und verbranntem Essen vorzubeugen, solltest du vor dem Kochen alle benötigten Zutaten in der gewünschten Menge bereitstellen. Das dauert zwar ein bisschen, spart aber am Ende während des Kochens Zeit und schont deine Nerven.

Küchengeräte effizient nutzen

Wenn es sehr schnell gehen muss, zeigen manche Küchengeräte ihren wahren Nutzen. Gerade Reiskocher, Heißluftfritteuse und Küchenmaschine erleichtern den Kochalltag extrem. Reis kann im Reiskocher nebenher gekocht und warmgehalten werden. Gleichzeitig wird das Ofengemüse in der Heißluftfritteuse in Minutenschnelle knusprig gebacken und die Küchenmaschine mixt eine leckere Soße dazu.

One-Pot-Gerichte

Mehrere Töpfe und Pfannen auf dem Herd zu managen, kann echt stressig sein. Alle Zutaten nacheinander in einen Topf werfen und kochen: Das spart nicht nur Zeit, sondern auch Abwasch und jede Menge Nerven. Eine Auswahl an schnellen One-Pot-Gerichten findest du auf den Seiten 70 ff.

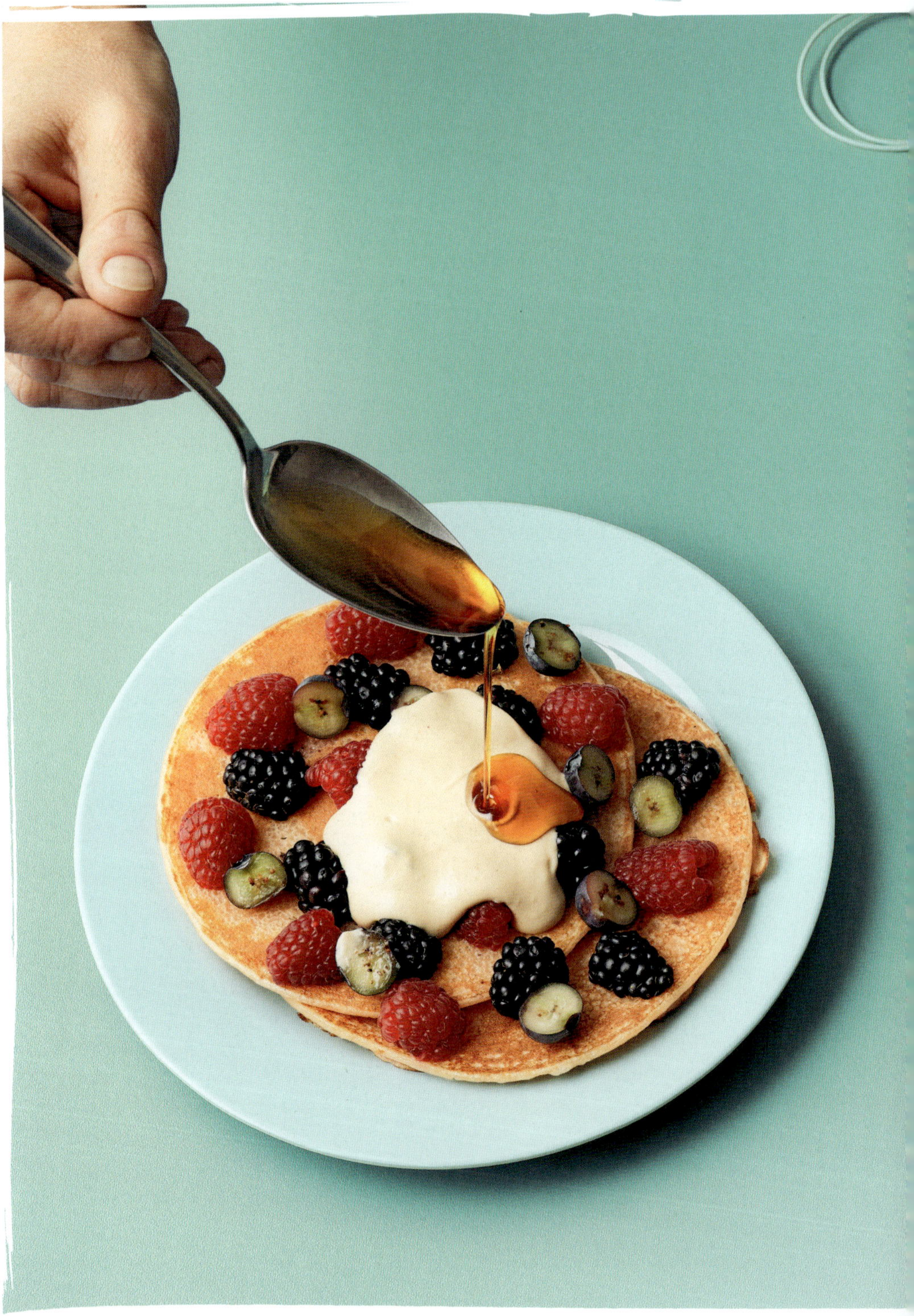

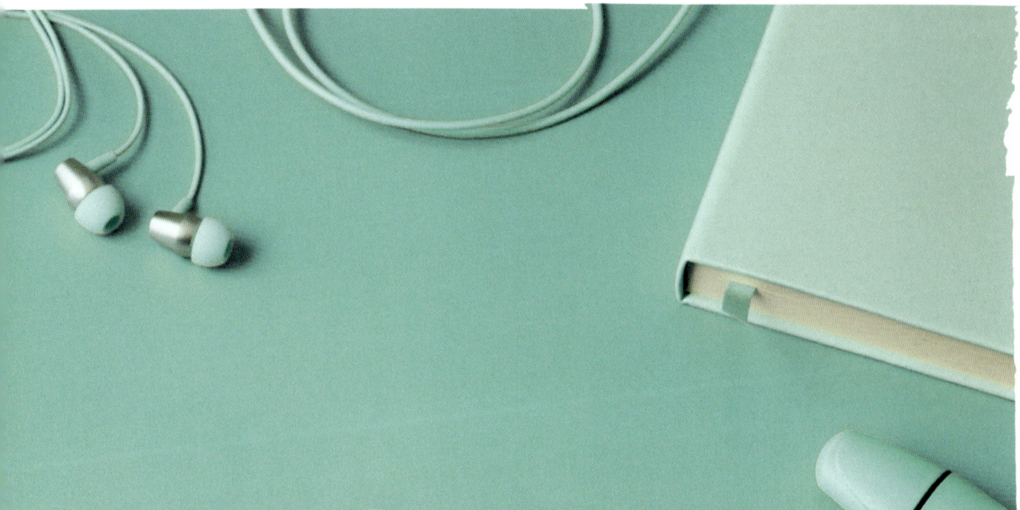

Easy FRÜHSTÜCKS-IDEEN

→ Schluss mit langweiligen Cornflakes zum Frühstück. Die süßen und herzhaften Frühstücksideen in diesem Kapitel sättigen dich bis zum Mittag und versorgen dich mit vielen wichtigen Nährstoffen. So kann der Tag ideal starten!

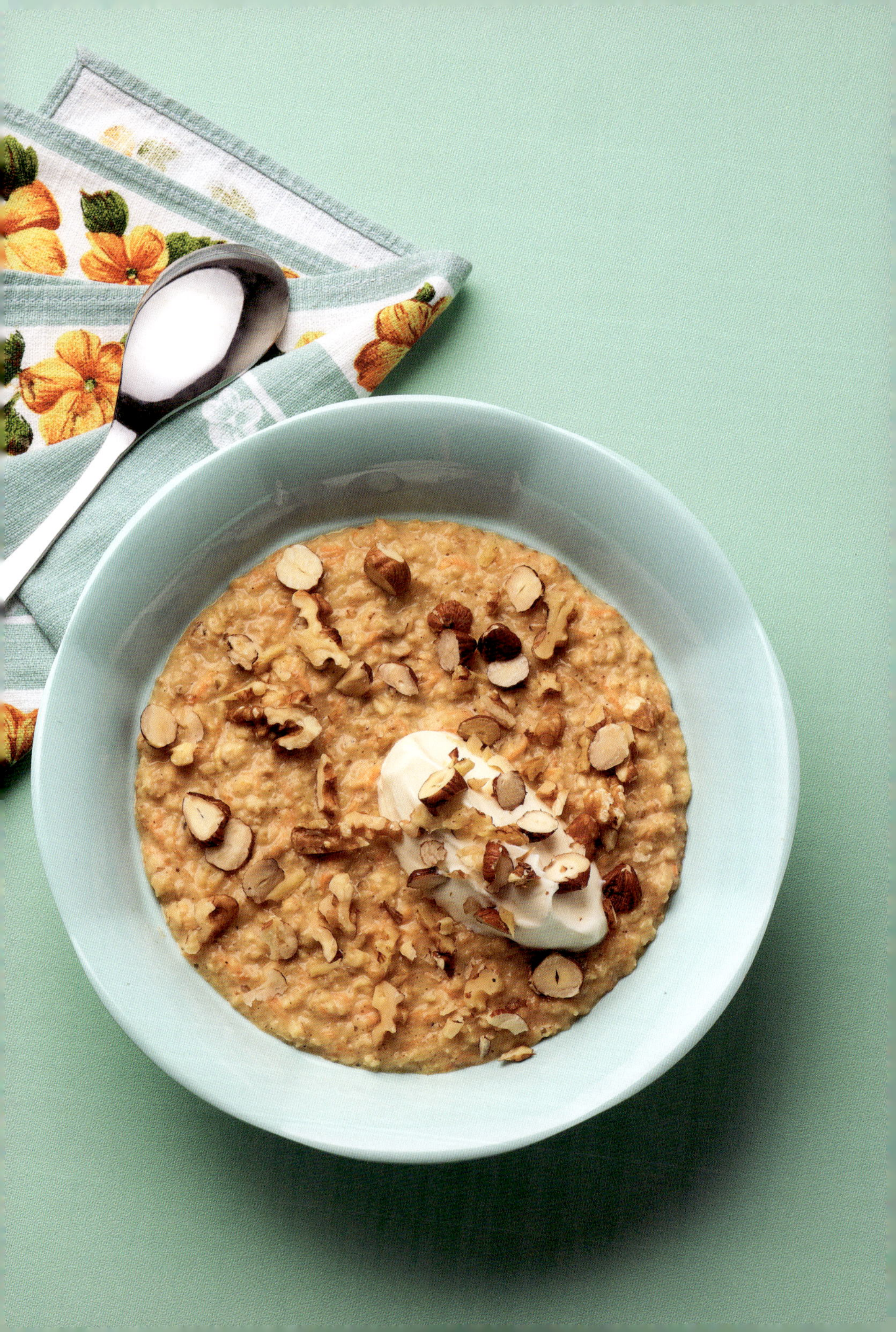

Rübli-Oatmeal

Für 1 Portion:

- 1 kleine Karotte
- ¼ Apfel
- 30 g Haferflocken, Feinblatt
- ½ TL Ceylonzimt
- 1 TL Ahornsirup
- 1 Prise Jod-Selen-Salz
- 200 ml Mandeldrink, ohne Zuckerzusatz, mit Calcium
- 100 g pflanzliche Quarkalternative, ohne Zuckerzusatz
- 1 EL Walnüsse
- 1 EL Haselnüsse

So wird's gemacht:

1. **1 Karotte** und **¼ Apfel** waschen und beides fein raspeln.
2. Beides mit **30 g Haferflocken**, **½ TL Zimt**, **1 TL Ahornsirup**, **1 Prise Salz** und **200 ml Mandeldrink** in einen kleinen Topf geben und aufkochen. Dann die Hitze reduzieren und bei niedriger Temperatur für ein paar Minuten köcheln lassen. Je länger das Oatmeal köchelt, desto cremiger wird es.
3. Das Oatmeal in eine Schüssel geben.
4. Für das Topping **100 g Quarkalternative** gleichmäßig über das Oatmeal verteilen.
5. **1 EL Walnüsse** und **1 EL Haselnüsse** hacken und auf die Quarkschicht streuen.

Warum nicht mal mit einer guten Portion Beta-Carotin in den Tag starten?

Karotten sind ein toller Lieferant für diese Vorstufe von Vitamin A. Das Rezept macht sich auch gut in der Overnight-Oat-Variante. Dafür dann noch 1 TL Chiasamen oder 1 TL geschrotete Leinsamen hinzufügen. Statt alles auf dem Herd zu kochen, einfach über Nacht in den Kühlschrank stellen. Am nächsten Morgen mit der Quarkmasse toppen und genießen!

Nährwerte pro Portion:
450 Kalorien
31 g Kohlenhydrate
28 g Fett
16 g Protein

Zubereitungszeit:
15 Minuten

Süße Linsenpfannkuchen

Für 1 Portion (2 Stück):

- 50 g rote Linsen, getrocknet
- 100 ml Sojadrink, ohne Zuckerzusatz, mit Calcium
- 1 EL Mehl
- ½ TL Backpulver
- 1 Packung Vanillezucker
- 1 Prise Jod-Selen-Salz
- 1 TL Rapsöl
- 150 g gemischte Beeren (zum Beispiel Heidelbeeren, Erdbeeren, Brombeeren)
- 1 EL Ahornsirup
- 1 EL helles Mandelmus

Nährwerte pro Portion:
523 Kalorien
68 g Kohlenhydrate
16 g Fett
21 g Protein

Zubereitungszeit:
20 Minuten

Vorbereitungszeit:
4 Stunden oder über Nacht

So wird's gemacht:

1. **50 g rote Linsen** in einer Schüssel mit Wasser bedecken und mindestens 4 Stunden oder über Nacht einweichen lassen. Danach das Wasser wegschütten und die Linsen abspülen.
2. Die Linsen mit **100 ml Sojadrink**, **1 EL Mehl**, **½ TL Backpulver**, **1 Packung Vanillezucker** und **1 Prise Salz** in einem Mixer (oder mit einem Pürierstab) zu einer glatten Masse pürieren.
3. **1 TL Rapsöl** in einer Pfanne erhitzen und den Teig portionsweise hineingeben. Je nach Belieben dünn oder dick von beiden Seiten ausbacken.
   TIPP: Wenn der Pfannkuchen kleine Blasen wirft, wird es Zeit, ihn von der anderen Seite fertigzubacken.
4. Pfannkuchen auf einem Teller stapeln und mit **150 g Beeren** toppen. Zum Schluss mit **1 EL Ahornsirup** und **1 EL Mandelmus** beträufeln.

Beeren schmecken nicht nur süß, sondern liefern auch gesunde Polyphenole. Und die tun uns gut: Diese sekundären Pflanzenstoffe wirken unter anderem antioxidativ, blutdrucksenkend, entzündungshemmend und immunmodulierend.

Wer es morgens nicht süß mag, lässt einfach den Zucker weg und bereitet statt Beeren eine Pilzsoße zu oder serviert den Pfannkuchen mit Avocadocreme und Babyspinat. Alternativ nutzt du ihn in der kalten Variante ohne Zucker als Wrap und füllst ihn mit buntem Gemüse.

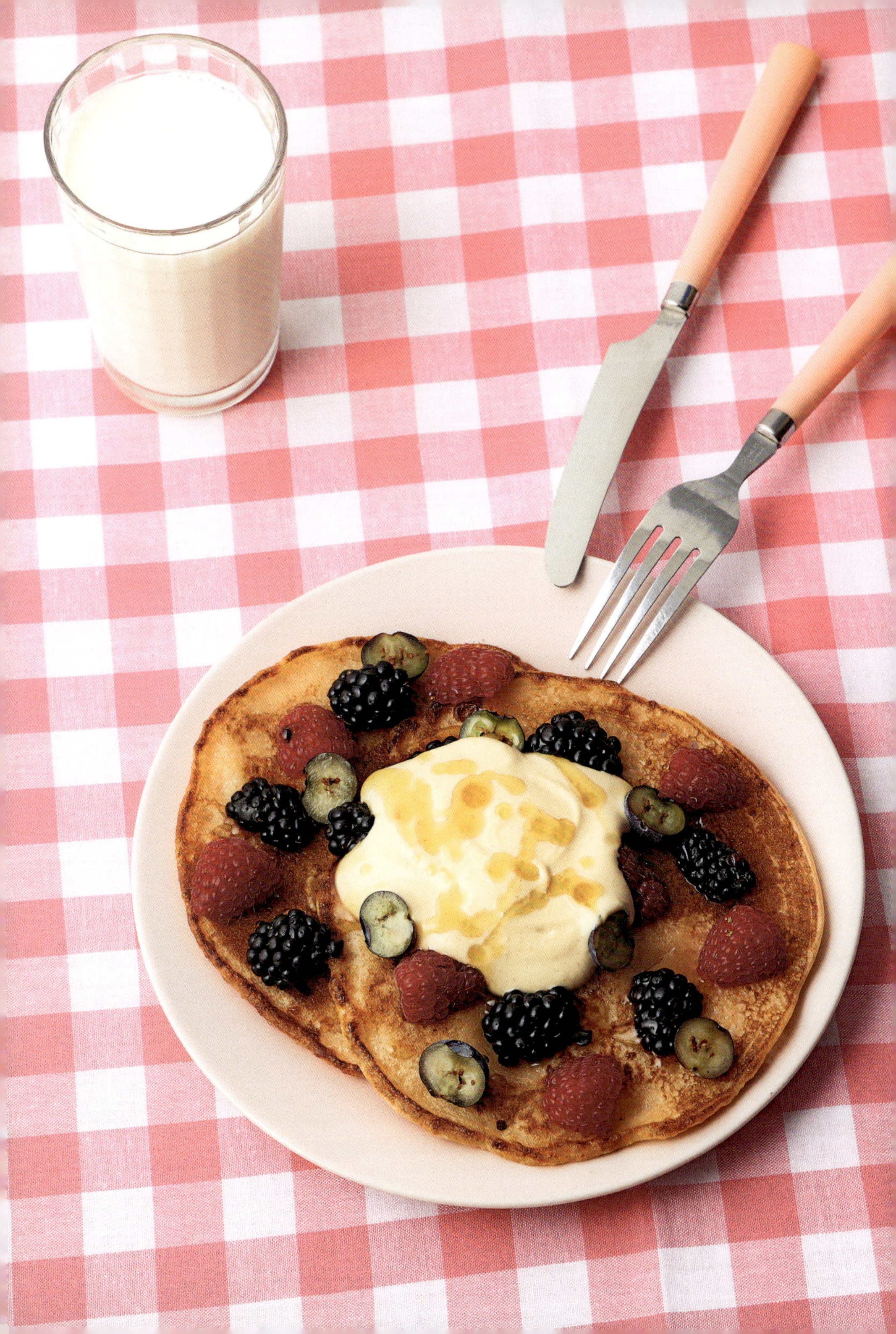

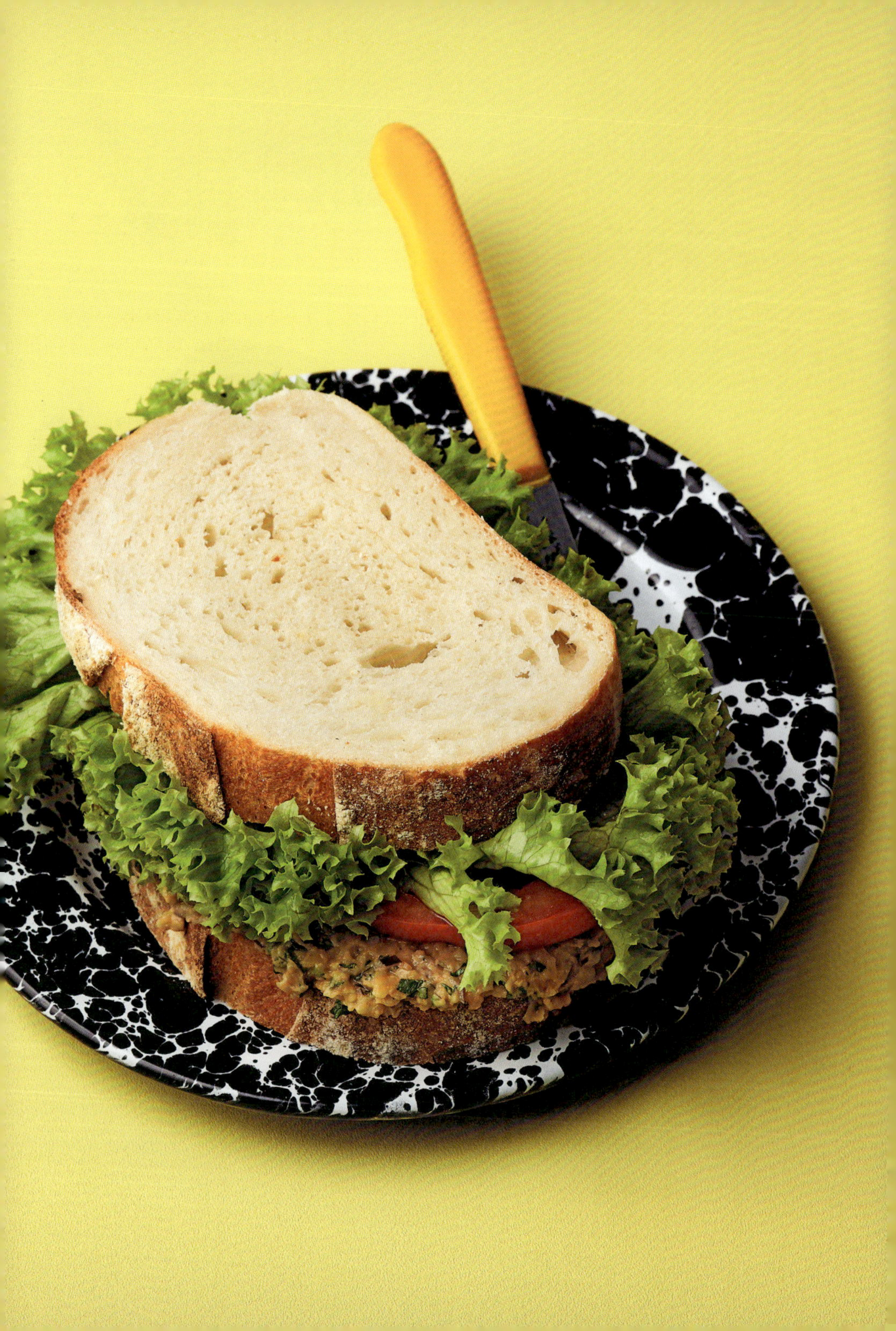

Creamy Chickpea Sandwich

Für 1 Portion:

½ kleine rote Zwiebel

1 mittelgroße Tomate

50 g Kichererbsen, gegart

1 EL Erdnussmus, ohne Zuckerzusatz

1 TL Sojasoße

1 EL Wasser

1 TL Misopaste

1 TL Reisessig

½ TL Knoblauchpulver

1 EL frische Petersilie, gehackt

2 Scheiben Sauerteigbrot

1 großes Salatblatt

So wird's gemacht:

1. **½ rote Zwiebel** schälen und in feine Würfel hacken. **1 Tomate** in Scheiben schneiden.
2. **50 g gekochte Kichererbsen** in einer Schüssel mit einer Gabel zerdrücken. Je nach persönlicher Vorliebe kann die Masse cremiger und feiner werden oder stückiger bleiben.
3. Für die Soße in einer anderen Schüssel **1 EL Erdnussmus, 1 TL Sojasoße, 1 EL Wasser, 1 TL Misopaste, 1 TL Reisessig** und **½ TL Knoblauchpulver** kräftig vermischen. Dieses Gemisch dann mit den Kichererbsen vermengen.
4. Die gehackte Zwiebel und **1 EL Petersilie** zur Kichererbsenmasse hinzufügen und vermengen.
5. Nun die Masse auf **1 Brotscheibe** verteilen, mit den Tomatenscheiben und **1 Salatblatt** bedecken und mit der **zweiten Brotscheibe** zuklappen.

Warum ein langweiliges Käse-Salami-Sandwich essen, wenn man auch ein cremiges Kichererbsensandwich haben kann?

Durch den hohen Proteingehalt in den Kichererbsen und die gesunden Omega-6-Fette im Erdnussmus macht das Sandwich so richtig satt. Die Misopaste trägt zu dem herzhaften Umamigeschmack bei.

Nährwerte pro Portion:
569 Kalorien
85 g Kohlenhydrate
14 g Fett
24 g Protein

Zubereitungszeit:
15 Minuten

Koreanische Veggie-Pancakes

Für 1 Portion:

- 1 kleine rote Zwiebel
- 1 Frühlingszwiebel
- ½ rote Paprika
- ¼ Zucchini
- 1 kleine Karotte
- 80 g Mehl
- 20 g Speisestärke
- 1 TL Backpulver
- ½ TL Jod-Selen-Salz
- 150 ml Wasser
- 1 TL Sesam
- 1 EL Sesamöl aus geröstetem Sesam
- etwas Srirachasoße zum Garnieren
- etwas Sojasoße zum Dippen

So wird's gemacht:

1. Gemüse waschen. **1 rote Zwiebel** schälen und in Halbmonde schneiden. **1 Frühlingszwiebel**, **½ Paprika** und **¼ Zucchini** in längere, dünne Streifen schneiden. **1 Karotte** raspeln. Alles in eine große Schüssel geben.
2. Für den Teig **80 g Mehl**, **20 g Speisestärke**, **1 TL Backpulver** und **½ TL Salz** in einem Mixbehälter vermengen. Dann langsam **150 ml Wasser** hineinrühren und mit einem Schneebesen kräftig zu einem glatten Teig verrühren.
3. Das geschnittene Gemüse und **1 TL Sesam** zur Teigmasse geben und unterheben.
4. In einer großen Pfanne **1 EL Sesamöl** erhitzen und den Teig so hineingeben, dass die Pfanne gleichmäßig bedeckt ist. Pfannkuchen bei mittlerer Hitze etwa 4 Minuten ausbacken, anschließend wenden und fertigbacken.
5. Mit **Srirachasoße** garnieren und dann mit **Sojasoße** als Dip servieren.

Diese pikanten Gemüsepfannkuchen sind eine herzhafte Alternative zur süßen Variante.

Die Gemüsesorten können nach Lust und Laune variiert werden. Je bunter das Gemüse, desto mehr Nährstoffe und sekundäre Pflanzenstoffe enthält dein Ergebnis. Lecker im Veggie-Pancake schmecken zum Beispiel Süßkartoffelstreifen, Pilzscheiben, dünn gehobelte Lauchringe oder fein geschnittener Chinakohl.

Nährwerte pro Portion:
581 Kalorien
94 g Kohlenhydrate
16 g Fett
14 g Protein

Zubereitungszeit:
20 Minuten

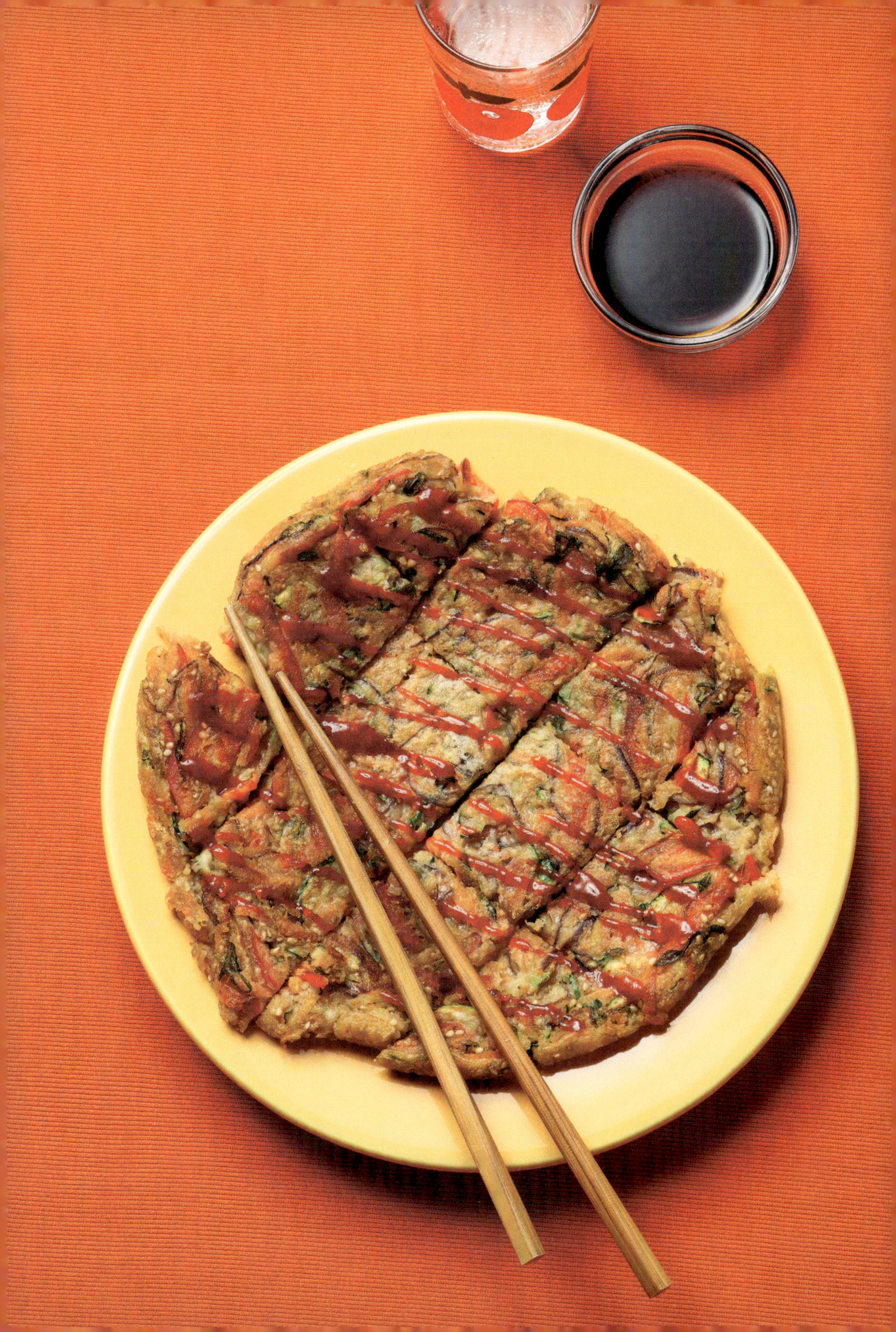

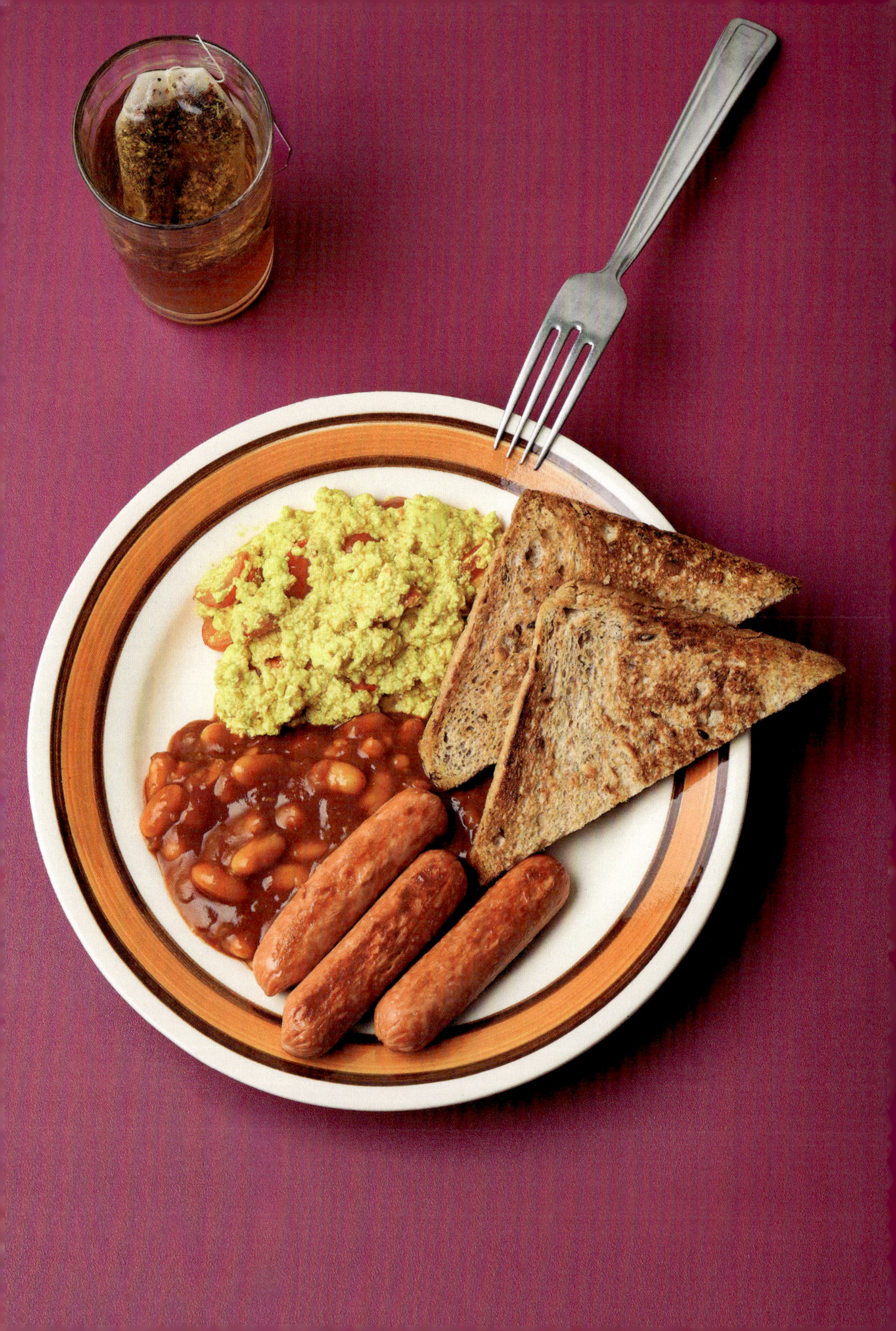

English Breakfast

Für 1 Portion:

1 Seitanwürstchen

1 TL Olivenöl

1 Vollkorntoast

Für das Tofuscramble:

50 g Kirschtomaten

1 TL Olivenöl

50 g Tofu, Natur

100 g Seidentofu

1 Prise Kala Namak-Salz

1 Prise Kurkuma

Für die Baked Beans:

1 kleine Zwiebel

1 Knoblauchzehe

1 TL Olivenöl

½ TL Geräucherte-Paprika-Pulver

100 g weiße Bohnen, gegart

75 g passierte Tomaten

1 TL Balsamicoessig

1 TL Balsamico-creme

¼ TL Jod-Selen-Salz

1 Prise schwarzer Pfeffer

So wird's gemacht:

1. **1 Würstchen** in einer Pfanne mit **1 TL Olivenöl** anbraten. **1 Toast** im Toaster knusprig backen.
2. Für das Tofuscramble **50 g Kirschtomaten** vierteln. In einer Pfanne **1 TL Olivenöl** erhitzen und **50 g Tofu** hineinbröseln. Kurz anbraten und dann **100 g Seidentofu** hinzufügen und unterrühren. Mit **1 Prise Kala Namak** und **1 Prise Kurkuma** würzen. Die Tomaten unterrühren und alles kurz anbraten.
3. Für die Baked Beans **1 Zwiebel** und **1 Knoblauchzehe** schälen, fein hacken und in einem Topf mit **1 TL Olivenöl** andünsten. Sobald die Zwiebeln glasig sind, **½ TL Geräucherte-Paprika-Pulver** hinzufügen und noch mal kurz anbraten, bis sich das Aroma entfaltet. Nun **100 g weiße Bohnen, 75 g passierte Tomaten, 1 TL Balsamicoessig, 1 TL Balsamicocreme, ¼ TL Salz** und **1 Prise Pfeffer** hinzufügen und aufkochen.
4. Alles auf einem Teller anrichten.

Die Briten frühstücken ziemlich proteinreich!

Das geht auch in vegan. In diesem English Breakfast liefern die drei Eiweißbomben Seitan, Tofu und Bohnen jede Menge Protein. Das benötigt unser Körper nicht nur für den Muskelaufbau, sondern auch für die Bildung von Antikörpern und Hormonen, für die Blutgerinnung und als Struktur für unsere Haut und Haare.

Nährwerte pro Portion:
504 Kalorien /// 51 g Kohlenhydrate /// 17 g Fett /// 37 g Protein

Zubereitungszeit: 20 Minuten

Gebackene Bohnen auf Sauerteigbrot

Für 1 Portion:

- 2 große Knoblauchzehen
- 100 g Kirschtomaten
- 100 g weiße Riesenbohnen, gegart
- 1 TL Sojasoße
- 1 EL Olivenöl
- 2 Scheiben Sauerteigbrot
- etwas schwarzer Pfeffer
- 1 TL frischer Schnittlauch, geschnitten

So wird's gemacht:

1. Den Backofen auf 180 °C Ober-/Unterhitze vorheizen.
2. **1 Knoblauchzehe** schälen und in feine Scheiben schneiden. Die **zweite Knoblauchzehe** schälen, in der Mitte halbieren und für später zur Seite legen.
3. **100 g Tomaten** auf eine Hälfte eines Backblechs geben. **100 g weiße Bohnen** auf der anderen Hälfte platzieren. Beides mit **1 TL Sojasoße** und **1 EL Olivenöl** besprenkeln. Die feinen Knoblauchscheiben über beidem verteilten. Für etwa 15 Minuten backen, bis die Bohnen leicht goldbraun und die Tomaten weich geworden sind.
4. **2 Scheiben Sauerteigbrot** in einem Toaster goldbraun toasten. Danach mit den Knoblauchhälften einreiben.
5. Die gebackenen Bohnen auf den Brotschreiben verteilen und mit einer Gabel etwas andrücken und zerquetschen. Die Tomaten darüber verteilen und ebenfalls leicht andrücken. Den Belag **pfeffern** und mit **1 TL Schnittlauch** garnieren.

Nährwerte pro Portion:
527 Kalorien
85 g Kohlenhydrate
11 g Fett
20 g Protein

Zubereitungszeit:
25 Minuten

Backzeit:
15 Minuten

Weiße Bohnen sind ein perfekter veganer Brotbelag.

Sie enthalten neben Protein – immerhin 21 g pro 100 g –auch viel Eisen, Magnesium und Folsäure. Schmackhaft auf Brot sind sie nicht nur gebacken und warm wie in diesem Rezept, sondern zum Beispiel auch kalt zu einer cremigen Paste püriert, mit Sesammus, Zitronensaft, Olivenöl und Gewürzen.

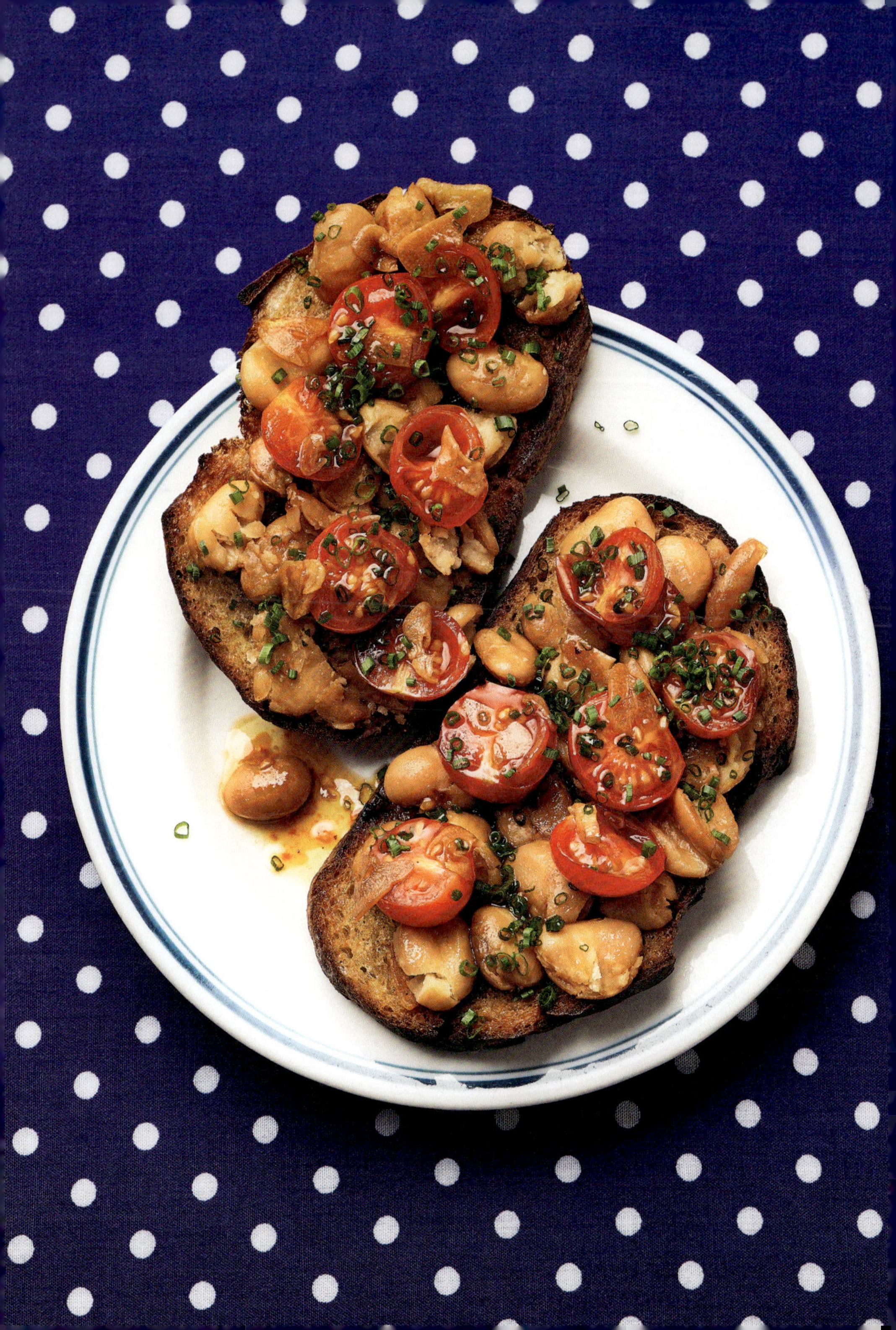

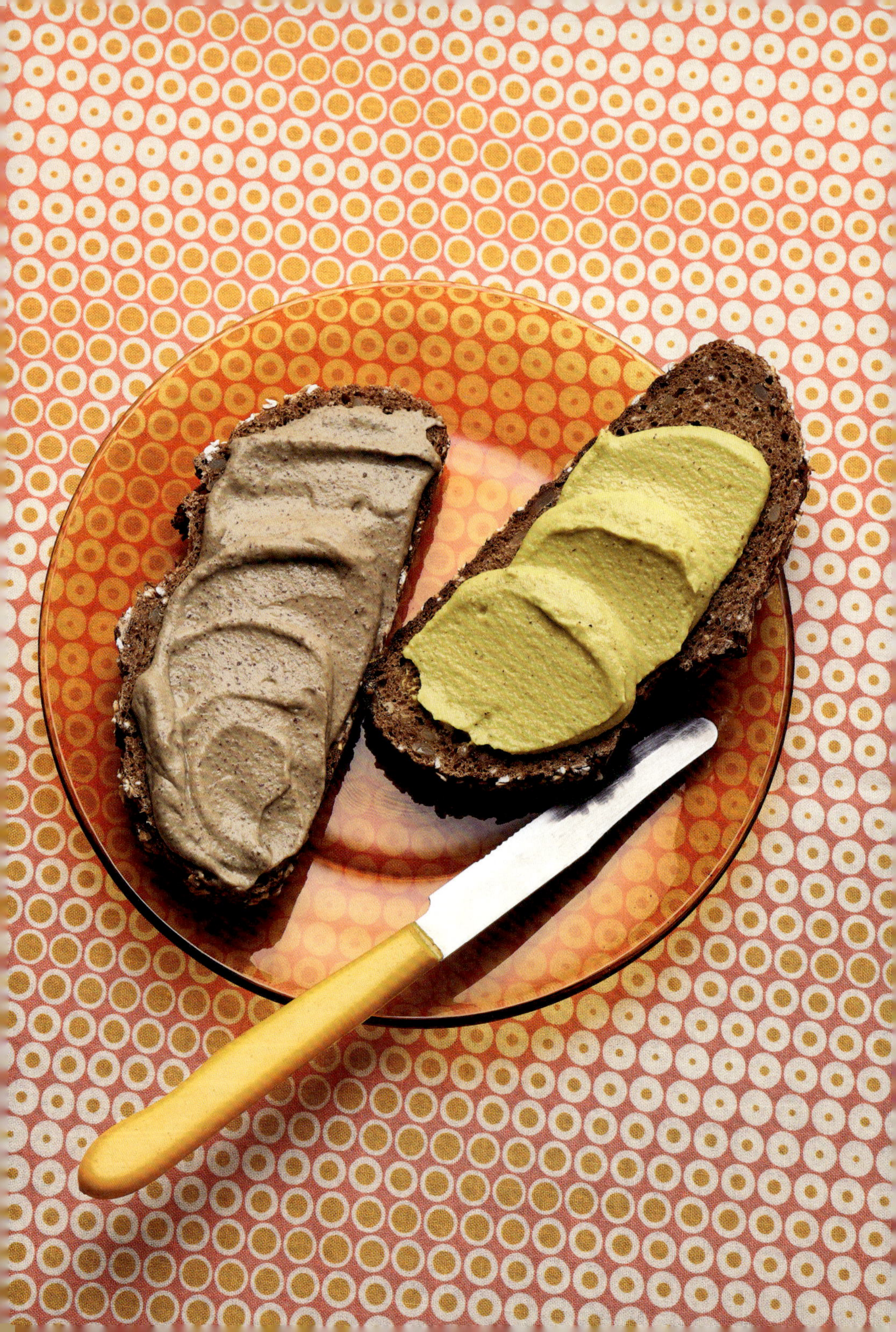

Frühstücksaufstriche

Kichererbsen-Mangold-Möhren-Aufstrich

Für 1 Glas:

- ½ kleine Karotte
- 1 Frühlingszwiebel
- 1 großes Mangoldblatt mit Stiel
- 200 g Kichererbsen, gegart
- 1 EL pflanzlicher Joghurt
- 1 EL Olivenöl
- 2 EL Wasser
- 1 TL Kurkumapulver
- 1 TL Paprikapulver
- 1 TL Zitronensaft
- 1 TL Jod-Selen-Salz

So wird's gemacht:

1. **½ kleine Karotte** waschen und würfeln.
2. **1 Frühlingszwiebel** und **1 großes Mangoldblatt mit Stiel** waschen.
3. **Alle Zutaten** in ein hohes Gefäß geben und glattpürieren.

Nährwerte pro Glas:
450 Kalorien /// 60 g Kohlenhydrate /// 15 g Fett /// 20 g Protein

Zubereitungszeit: 5 Minuten

Rauchiger Kidneybohnen-Aufstrich

Für 1 Glas:

- 1 rote Zwiebel, geschält
- 150 g Kidneybohnen, gegart
- 70 g Räuchertofu
- 2 EL Olivenöl
- 2 EL Wasser
- 1 TL Jod-Selen-Salz
- 1 TL Thymian, getrocknet
- 3 EL frische Petersilie, gehackt
- Pfeffer nach Belieben

So wirds gemacht:

Alle Zutaten in ein hohes Gefäß geben und glattpürieren.

Fertiger Brotaufstrich und veganer Aufschnitt sind oft auf Basis von Kokosöl hergestellt oder sehr proteinarm. Statt unnötiger gesättigter Fettsäuren in deinem Aufstrich hast du hier gesunde und hungerstillende Varianten für dein Brötchen. Aufstriche eignen sich auch super als Basis für Salatsoßen oder in Wraps.

Nährwerte pro Glas:
526 Kalorien /// 43 g Kohlenhydrate /// 26 g Fett /// 27 g Protein

Zubereitungszeit: 5 Minuten

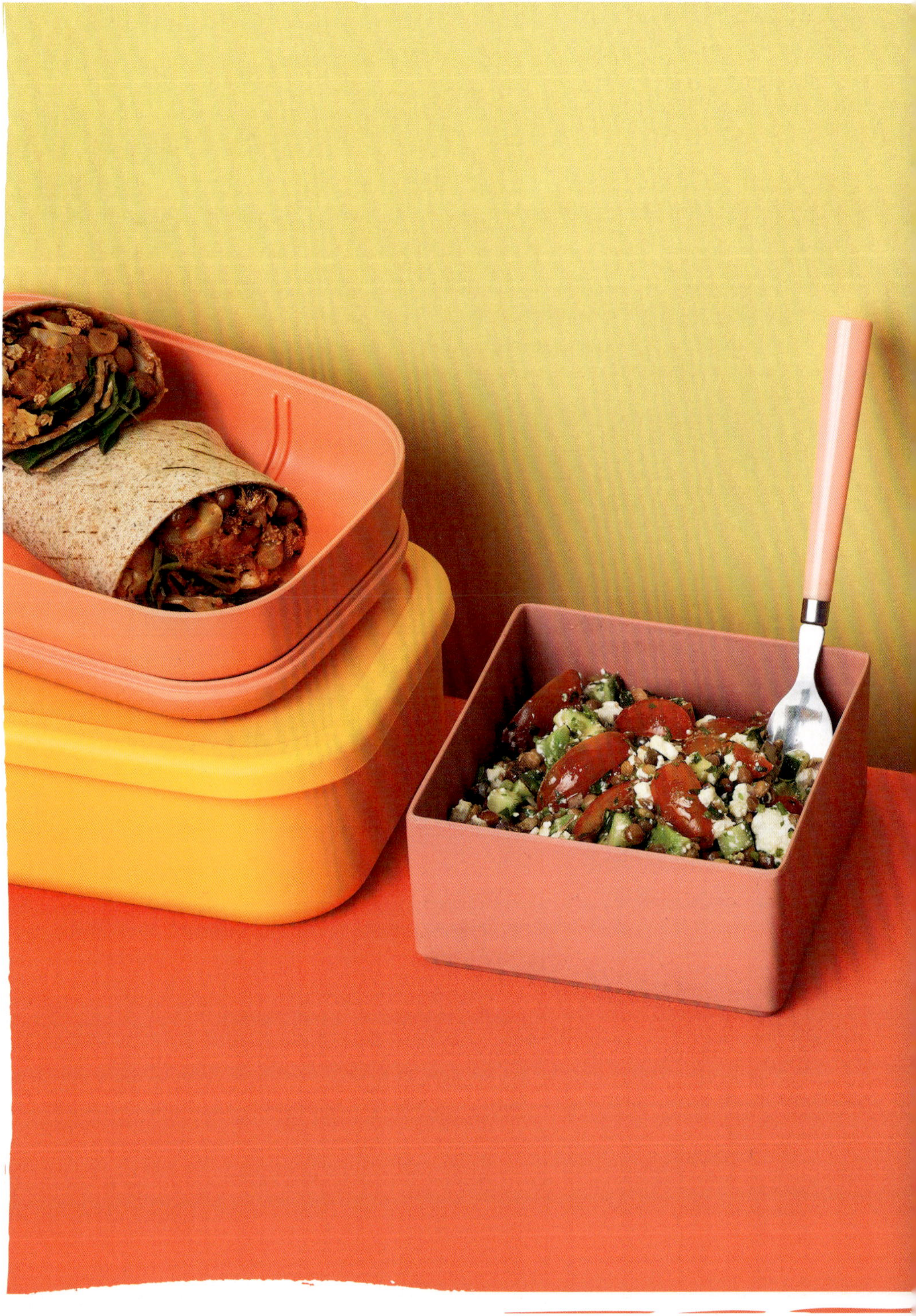

Bunte LUNCHBOXEN

→ In diesem Kapitel erwarten dich spannende und bunte Lunchgerichte, die nicht nur zu Hause gut schmecken, sondern auch für to go geeignet sind.

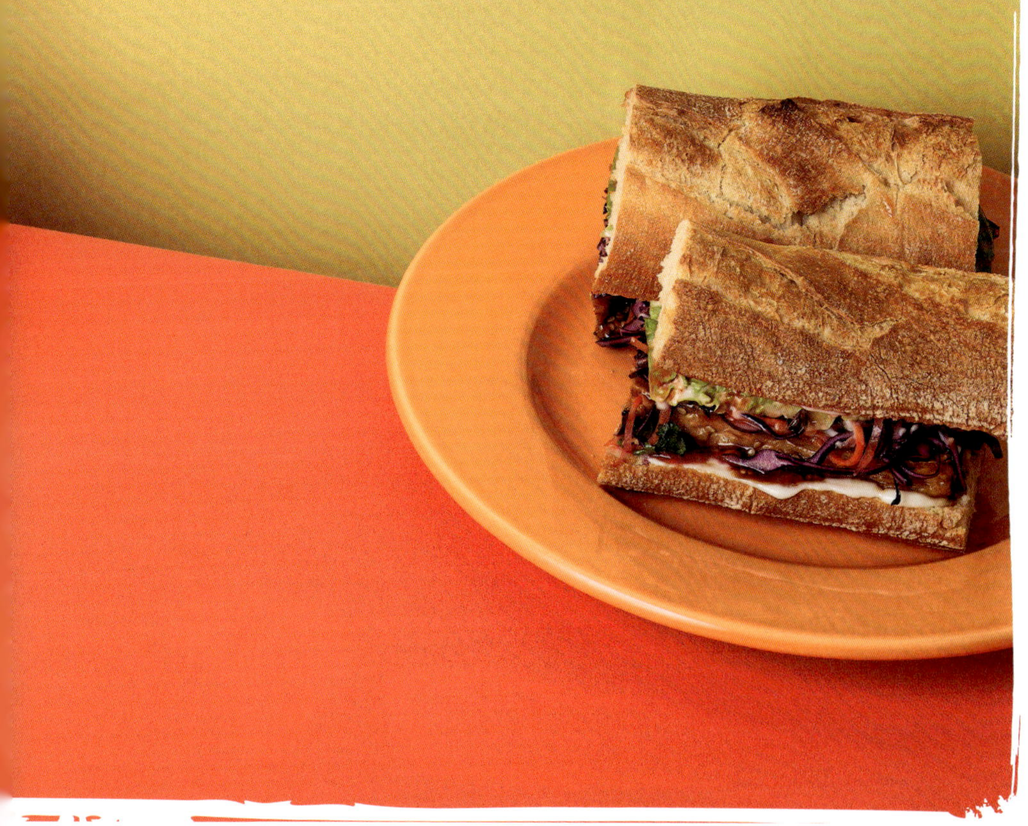

Spicy Teriyaki Tofusandwich

Für 1 Portion:

- 50 g Rotkohl
- 1 kleine Karotte
- 1 TL + 1 TL Sesamöl aus geröstetem Sesam
- 1 EL Zitronensaft
- 1 EL frischer Koriander, gehackt
- 1 Prise Jod-Selen-Salz
- 1 TL Sojasoße
- 1 TL Ahornsirup
- 1 EL Wasser
- ½ TL Knoblauchpulver
- 100 g Tofu, Natur
- 1 TL Speisestärke
- 1 EL Rapsöl
- 1 TL Sesam
- 1 Sandwich-Baguette
- 1 EL vegane Mayonnaise
- 1 TL Srirachasoße
- 2 Blätter Romanasalat, gewaschen

So wird's gemacht:

1. Für den Crunchy Krautsalat **50 g Rotkohl** und **1 Karotte** in dünne Streifen schneiden oder mit einer Küchenreibe reiben. Beides in eine große Schüssel geben. **1 TL Sesamöl, 1 EL Zitronensaft, 1 EL Koriander** und **1 Prise Salz** hinzufügen. Mit den Händen mischen und kneten, bis der Rotkohl weich wird.
2. Für den Teriyaki Tofu **1 TL Sojasoße** mit **1 TL Sesamöl, 1 TL Ahornsirup, 1 EL Wasser** und **½ TL Knoblauchpulver** zu einer Teriyakisoße mixen.
3. **100 g Tofu** in 0,5–1 cm dicke Scheiben schneiden und in **1 TL Speisestärke** wälzen. **1 EL Rapsöl** in einer Pfanne erhitzen und die Tofuscheiben darin knusprig braten.
4. Den Tofu mit der Teriyakisoße ablöschen und das Ganze kurz kochen lassen, bis die Flüssigkeit ganz verschwunden ist. Herd ausstellen und Tofu noch in der Pfanne mit **1 TL Sesam** bestreuen.
5. Das **Sandwich-Baguette** nach Belieben toasten und mit **1 EL Mayonnaise, 1 TL Srirachasoße, 2 Blättern Romanasalat**, Crunchy Krautsalat und Teriyaki Tofu belegen. Zuklappen, fertig!

Einen hohen Gehalt an Vitamin C verbindet man vor allem mit Zitrusfrüchten. Unser regionales Kohlgemüse hat das aber auch. Gerade Rotkohl enthält jede Menge Vitamin C! 100 g davon können über die Hälfte unseres Tagesbedarfs decken.

Nährwerte pro Portion:
751 Kalorien /// 72 g Kohlenhydrate /// 38 g Fett /// 16 g Protein

Zubereitungszeit: 20 Minuten

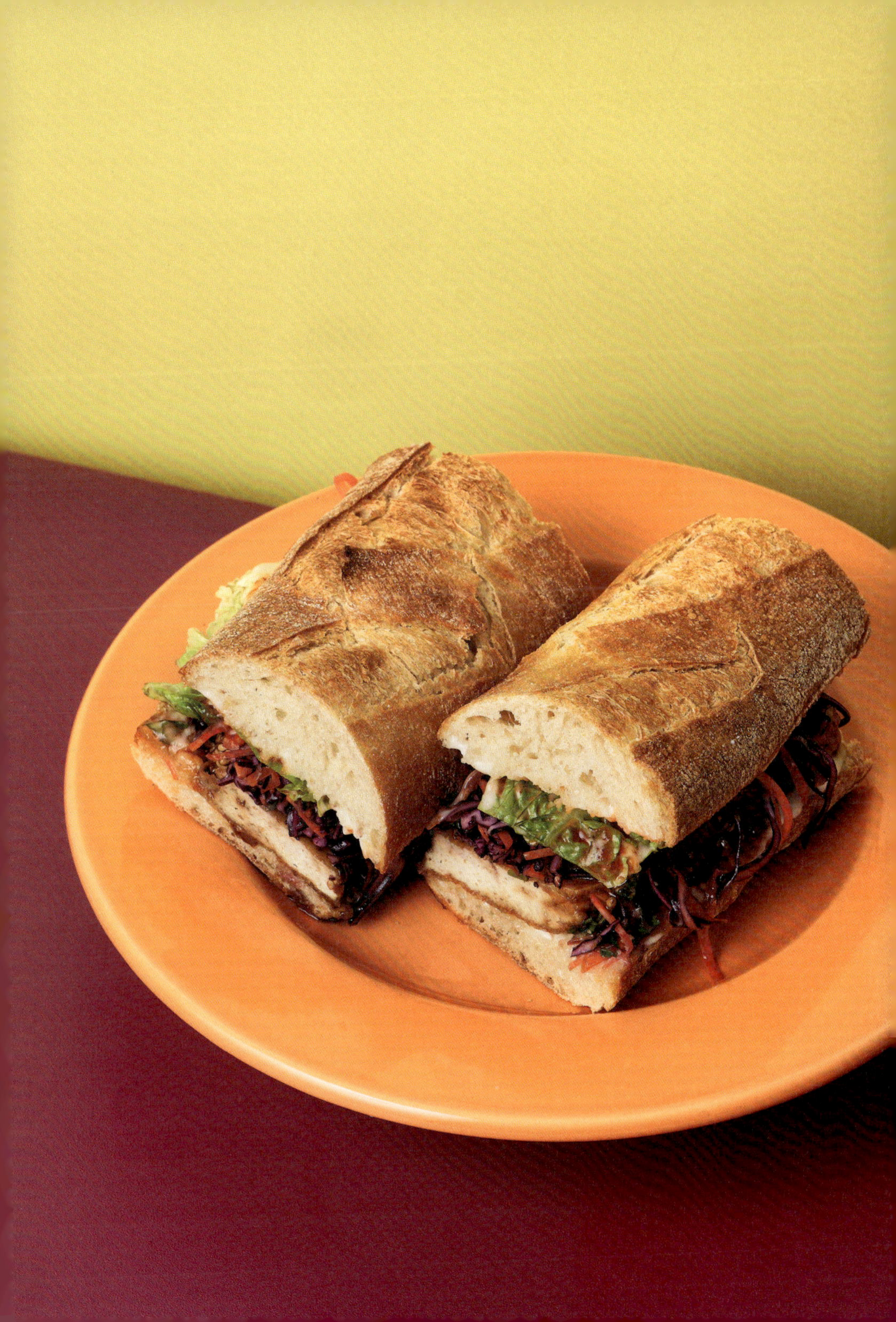

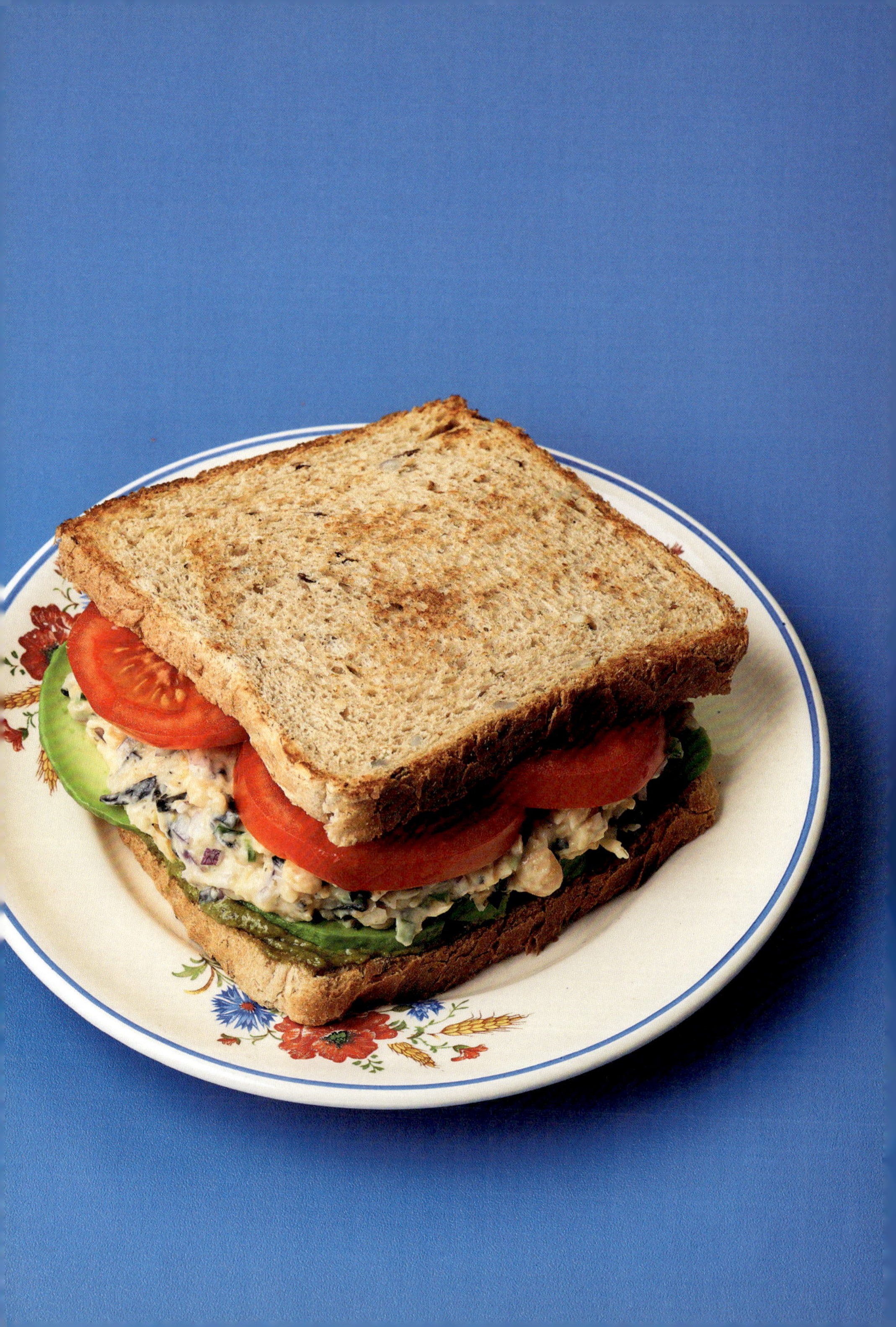

Flat Tunacado Sandwich

Für 1 Portion:

½ kleine rote Zwiebel

½ Blatt Norialge, geröstet

1 TL Jalapeños

1 Tomate

¼ Avocado

50 g Kichererbsen, gegart

1 TL vegane Mayonnaise

1 EL Pflanzendrink ohne Zuckerzusatz, mit Calcium

etwas Jod-Selen-Salz und schwarzer Pfeffer

2 Scheiben Vollkorn-Sandwich-toast

1 TL Srirachasoße

1 TL veganes Basilikumpesto

Nährwerte pro Portion:
423 Kalorien
57 g Kohlenhydrate
15 g Fett
14 g Protein

Zubereitungszeit:
20 Minuten

So wird's gemacht:

1. **½ rote Zwiebel** schälen und fein hacken. **½ Blatt Norialge** in kleine Flocken reißen. **1 TL Jalapeños** fein hacken. **1 Tomate** in dünne Scheiben schneiden. **¼ Avocado** schälen und in dünne Scheiben schneiden.
2. Für die vegane Thunfischcreme in einer Schüssel **50 g Kichererbsen** mit einer Gabel zerdrücken. Die Zwiebelstücke, Noriflocken und Jalapeñostückchen sowie **1 TL Mayonnaise**, **1 EL Pflanzendrink** und **etwas Salz** und **Pfeffer** mit den Kichererbsen vermengen. Es sollte eine cremige, leicht stückige Masse entstehen.
3. Die **2 Sandwichtoastscheiben** mit einem Nudelholz oder einer Flasche flach ausrollen. In einem Toaster (oder alternativ in einer Pfanne) knusprig toasten.
4. Eine Toastscheibe mit **1 TL Srirachasoße** bestreichen und die Avocadoscheiben darauf verteilen. Die andere Toastscheibe mit **1 TL Basilikumpesto** bestreichen und mit den Tomatenscheiben belegen. Die vegane Thunfischcreme gleichmäßig darüber verteilen und das Sandwich zuklappen.

Dieses knusprige, gleichzeitig cremige Sandwich einer dänischen Saftbar ist im Netz viral gegangen.

Der veganisierte Thunfisch kann geschmacklich wie auch in Sachen Nährstoffe mit dem Original mithalten. Die Norialge liefert uns wertvolles Jod, das wir sonst hauptsächlich aus Fisch bekommen.

Linsensalat to go

Für 1 Portion:

1 kleine rote Zwiebel

¼ Gurke

¼ Avocado

6 Datteltomaten

300 g braune Linsen, gegart

4 EL frische Petersilie, gehackt

80 g vegane Fetaalternative

1 TL Olivenöl

1 TL Leinöl, angereichert mit DHA/EPA

½ Zitrone

½ TL Jod-Selen-Salz

etwas schwarzer Pfeffer

So wird's gemacht:

1. Das Gemüse waschen. **1 rote Zwiebel** schälen und fein hacken. **¼ Gurke** und **¼ Avocado** in kleine Würfel schneiden. **6 Datteltomaten** vierteln.
2. Das Gemüse nun mit **300 g braunen Linsen** und **4 EL Petersilie** in eine große Schüssel geben. **80 g Fetaalternative** mit den Fingern zerrupfen und darüberkrümeln.
3. Für das Dressing in einer Schüssel **1 TL Olivenöl, 1 TL Leinöl** und den **Saft der ½ Zitrone** zusammenmischen und dann über das Gericht geben. Alles gut durchrühren. Mit **½ TL Salz** und **etwas Pfeffer** abschmecken.

Wenn es mal richtig schnell gehen muss, ist dieser köstliche Linsensalat für unterwegs einfach ideal. Und weil da alles an übrig gebliebenen Gemüseresten rein kann, eignet er sich auch für die Resteverwertung. Wer noch mehr Zeit sparen will, kann auch Linsen aus der Dose nehmen. Der frische Zitronensaft enthält viel Vitamin C und steigert damit die Aufnahme des Eisens aus den Linsen. Das Leinöl ist eine super Quelle für Omega-3-Fettsäuren.

Nährwerte pro Portion:
600 Kalorien
38 g Kohlenhydrate
38 g Fett
15 g Protein

Zubereitungszeit:
15 Minuten

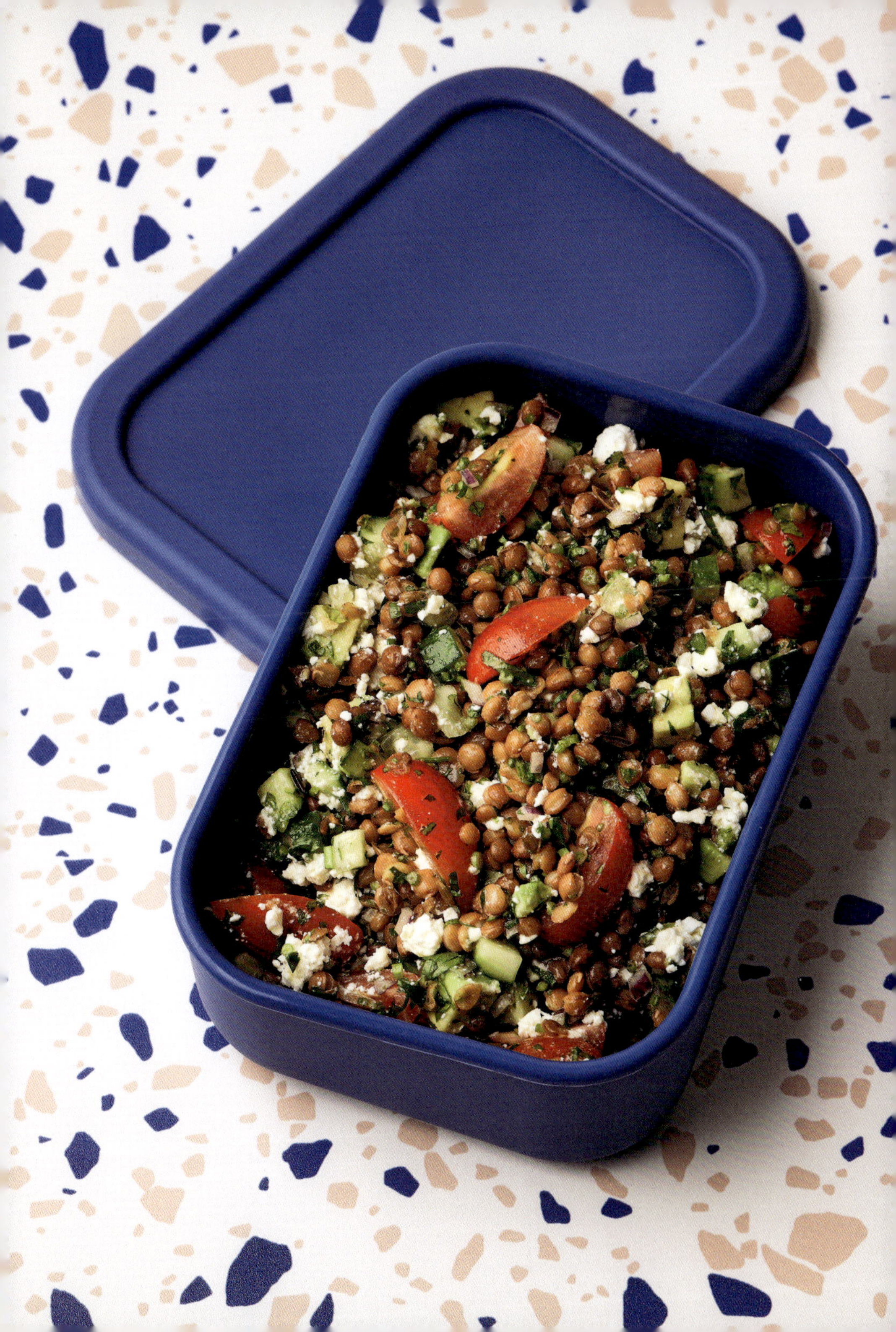

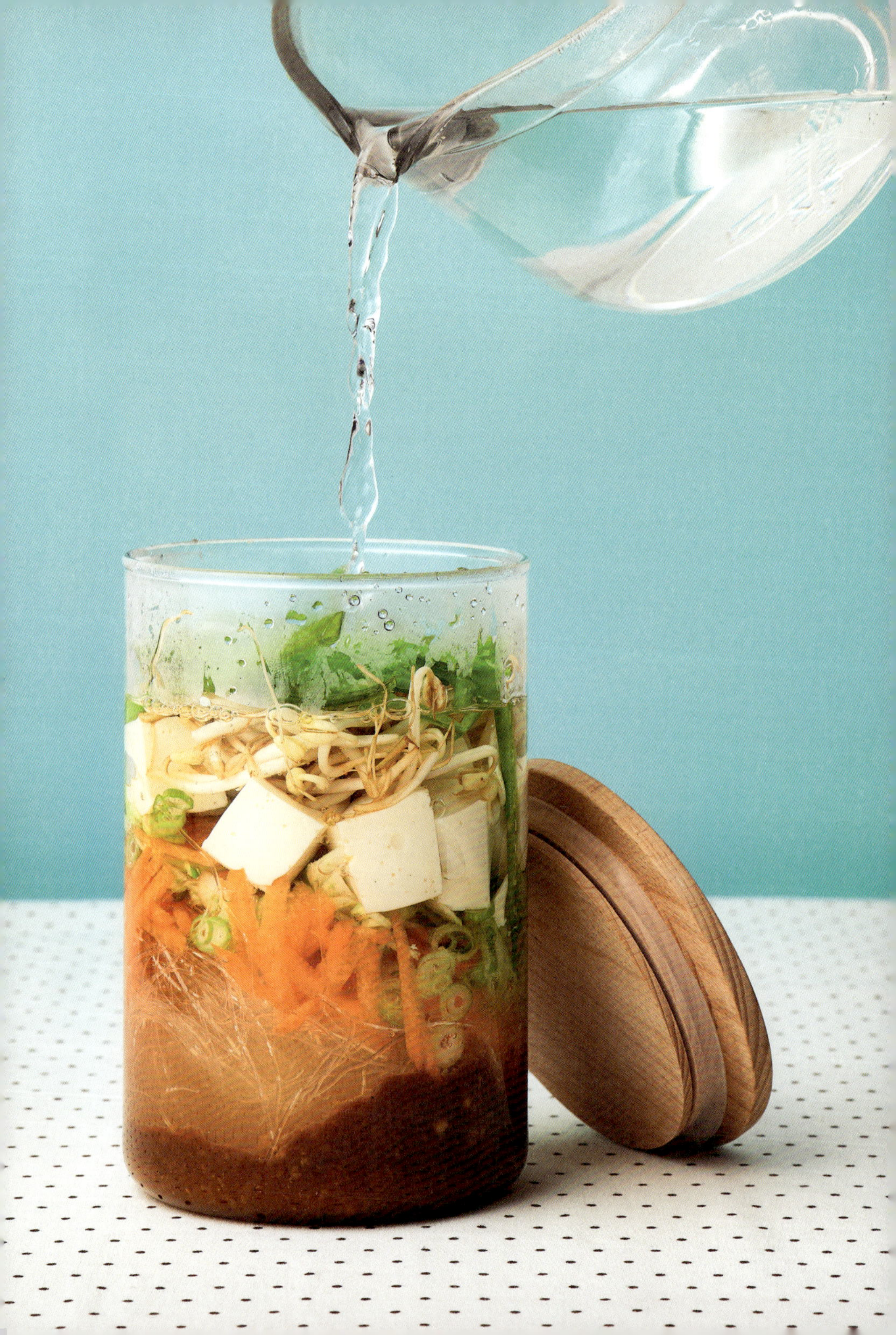

Glasnudelsuppe to go

Für 1 Portion:

- 1 TL Misopaste
- 1 TL Gemüsebrühepulver
- 2 TL Sojasoße
- 1 EL Sesamöl aus geröstetem Sesam
- 30 g Bohnensprossen
- 1 kleine Karotte
- 1 Frühlingszwiebel
- 1 kleiner Pak Choi
- 30 g Zuckerschoten
- 150 g Seidentofu
- 25 g Glasnudeln
- kochend heißes Wasser

So wird's gemacht:

1. Für die Würzpaste **1 TL Misopaste**, **1 TL Gemüsebrühepulver**, **2 TL Sojasoße** und **1 EL Sesamöl** in ein hohes verschließbares Glasgefäß geben und gut umrühren.
2. **30 g Bohnensprossen** und das Gemüse waschen. **1 Karotte** raspeln, **1 Frühlingszwiebel** in feine Ringe schneiden, **1 Pak Choi** in Streifen schneiden und **30 g Zuckerschoten** längs vierteln. **150 g Seidentofu** in Würfel schneiden.
3. Nun **25 g Glasnudeln** in das Glasgefäß mit der Würzpaste geben. Das geschnittene Gemüse und die Sprossen ebenfalls einfüllen und das Glas verschließen.
4. Zum Servieren einfach **Wasser** aufkochen und so viel in das Glas füllen, bis alles bedeckt ist, 5 Minuten ziehen lassen – und genießen.

Wenn du dir an kalten Tagen unterwegs ein wärmendes Mittagessen wünschst, dann probiere unbedingt diese Glasnudelsuppe aus. Du kannst sie zu Hause vorbereiten und musst kurz vor dem Essen nur noch Wasser aufkochen und in das Glas gießen. Da Glasnudeln nur kurz in heißem Wasser ziehen müssen, sind sie ideal für das Rezept. Das bunte Gemüse liefert eine große Variation an Mikronährstoffen, die du benötigst, um gesund durch die kalte Jahreszeit zu kommen.

Nährwerte pro Portion:
368 Kalorien
38 g Kohlenhydrate
15 g Fett
18 g Protein

Zubereitungszeit:
15 Minuten

Buffalo-Style Burrito

Für 1 Portion:

100 g Blumenkohl

100 g Kichererbsen, gegart

1 TL Olivenöl

½ TL Geräucherte-Paprika-Pulver

¼ TL Kreuzkümmel, gemahlen

¼ TL + ½ TL Knoblauchpulver

¼ TL Thymian, getrocknet

¼ TL Jod-Selen-Salz

15 g Srirachasoße (oder eine Chilisoße der Wahl)

15 g pflanzliche Butter

1 TL Weißweinessig

1 TL Ahornsirup

1 TL Sojasoße

etwas Cayennepfeffer

10 g Babyspinat

1 kleine Karotte

1 großer Vollkornwrap

So wird's gemacht:

1. Ofen auf 200 °C Grillstufe (oder Ober- / Unterhitze) vorheizen. Für die Füllung **100 g Blumenkohl** waschen und in kleine, mundgerechte Rösschen schneiden. Mit **100 g Kichererbsen** auf ein Backblech geben.
2. **1 TL Olivenöl** mit **½ TL Geräucherte-Paprika-Pulver**, **¼ TL Kreuzkümmel**, **¼ TL Knoblauchpulver**, **¼ TL Thymian** und **¼ TL Salz** mischen und über den Kichererbsen und dem Blumenkohl verteilen. Alles gut vermengen und 20 Minuten backen.
3. Währenddessen in einem kleinen Topf **15 g Srirachasoße** mit **15 g Butter**, **1 TL Weißweinessig**, **1 TL Ahornsirup**, **1 TL Sojasoße**, **½ TL Knoblauchpulver** und **etwas Cayennepfeffer** verrühren und kurz aufkochen lassen. Dann die Buffalo-Style Soße zur Seite stellen.
4. **10 g Babyspinat** und **1 Karotte** waschen. Die Karotte fein raspeln.
5. Die fertiggebackenen Kichererbsen und den Blumenkohl mit der Buffalo-Style Soße vermengen.
6. Den **Wrap** nach Belieben erwärmen. Alle Zutaten auf dem Wrap platzieren und ihn zu einem festen Burrito zusammenrollen.

Mit der würzigen, leicht scharfen Buffalosoße werden normalerweise Hähnchenschenkel mariniert. In diesem Rezept gibt es die vegane Variante mit Blumenkohl. Dieser ist reich an Calcium, B-Vitaminen und Vitamin C.

Nährwerte pro Portion:
588 Kalorien /// 78 g Kohlenhydrate /// 22 g Fett /// 18 g Protein

Zubereitungszeit: 30 Minuten

Backzeit: 20 Minuten

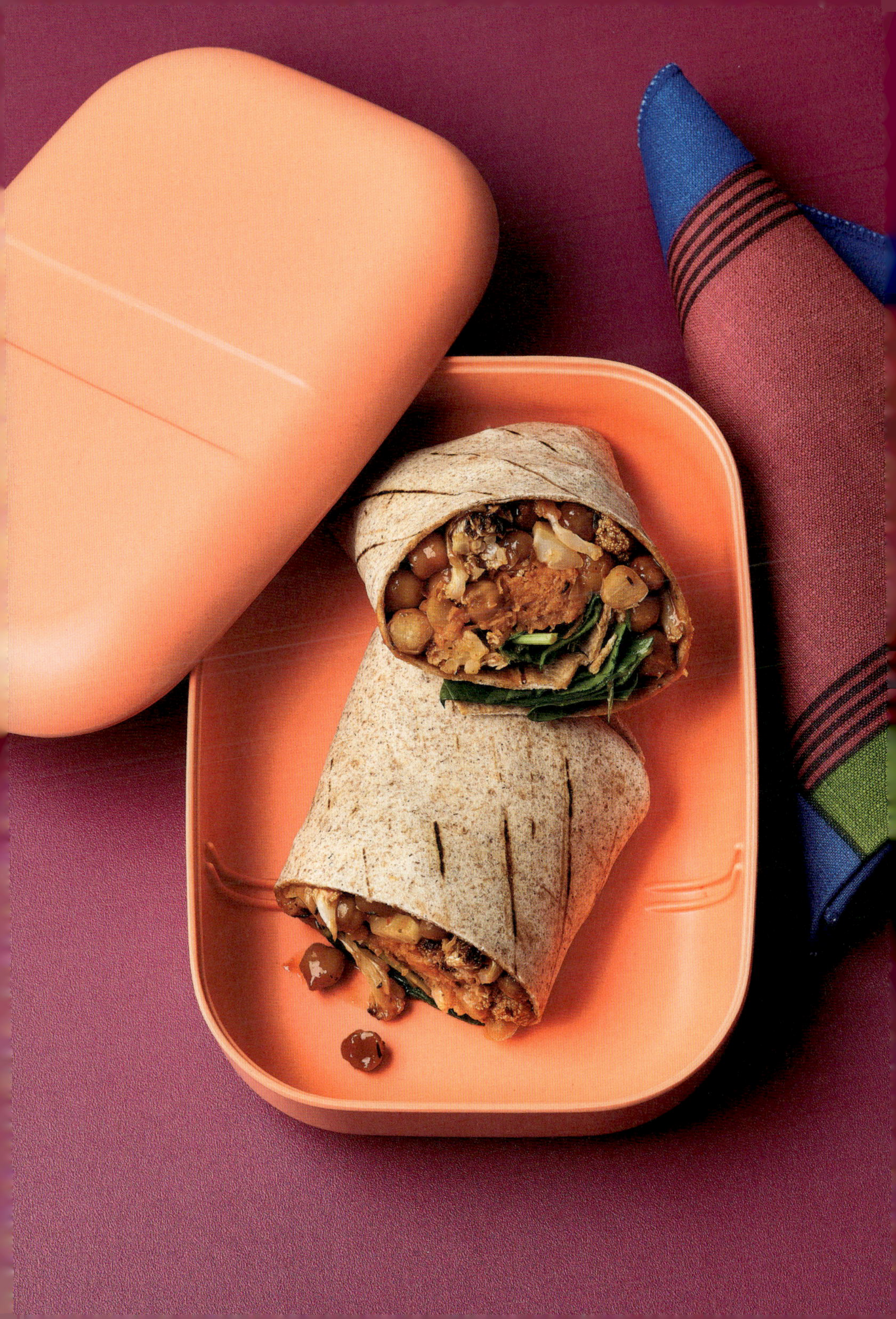

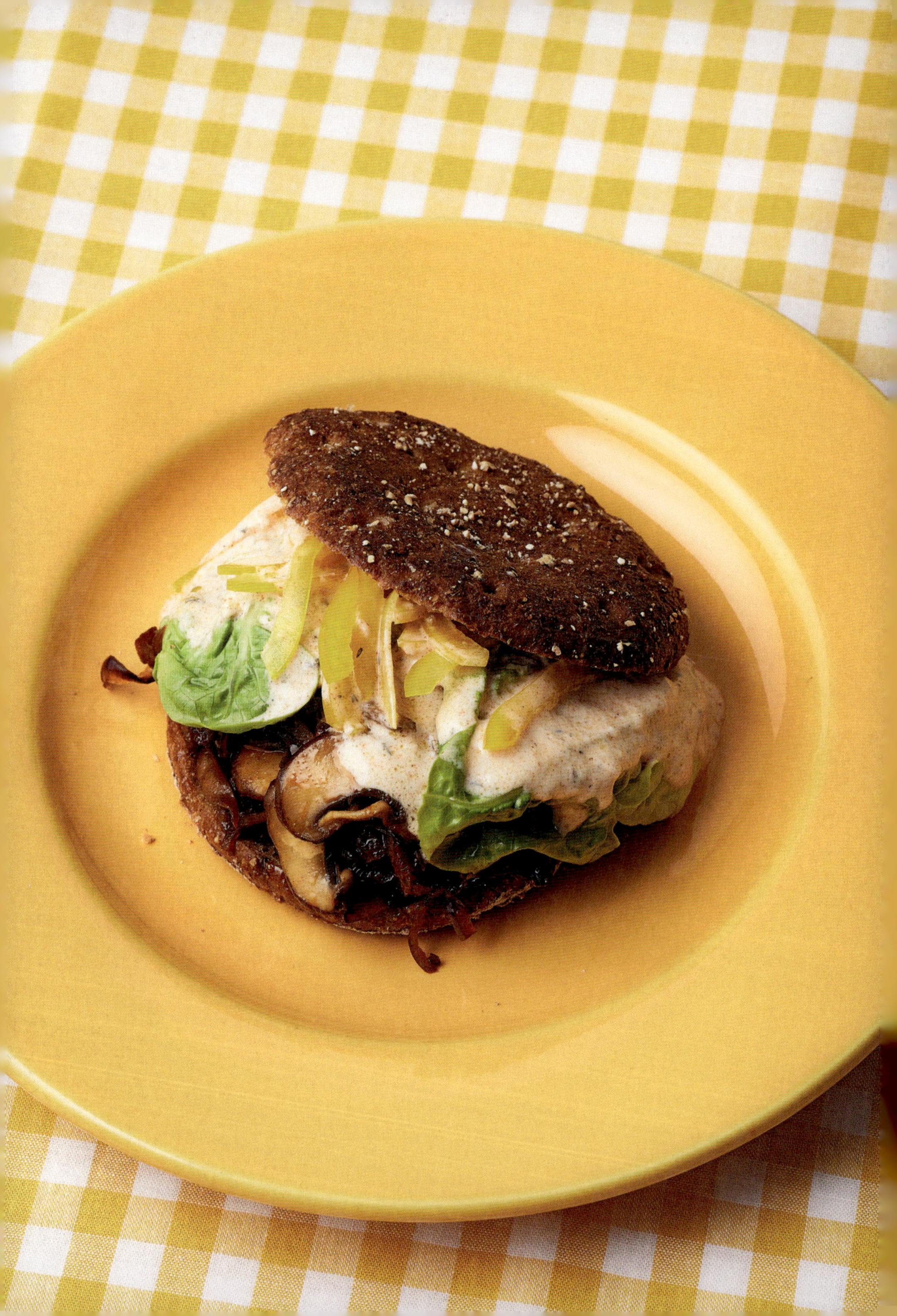

Grilled Seitan Pitas

Für 1 Portion:

- ½ kleine rote Zwiebel
- ½ gelbe Paprika
- 2 große Romanasalatblätter
- 3 Champignons
- 100 g Seitan, fertig zubereitet (aus Glas oder Kühlregal)
- 1 EL Olivenöl
- ½ TL Geräucherte-Paprika-Pulver
- 1 TL Sojasoße
- 2 Vollkorn-Pitabrote
- 1 Knoblauchzehe
- 100 g pflanzlicher Joghurt, ohne Zuckerzusatz
- ½ TL Jod-Selen Salz
- ½ Paprikapulver
- ½ TL Oregano, getrocknet
- 1 TL Leinöl- oder Mikroalgenöl
- 1 EL Zitronensaft
- etwas schwarzer Pfeffer

So wird's gemacht:

1. **½ rote Zwiebel** schälen und in feine Halbmonde schneiden. **½ Paprika** und **2 Salatblätter** waschen und **3 Champignons** putzen. Alles in Streifen bzw. Scheiben schneiden.
2. **100 g Seitan** trockentupfen, in Streifen schneiden und in einer Pfanne mit **1 EL Olivenöl** anbraten. Wenn er schon etwas Farbe bekommen hat, die Zwiebeln und Champignons dazugeben und weiter anbraten, bis alles goldbraun gebraten ist. Mit **½ TL Geräucherte-Paprika-Pulver** und **1 TL Sojasoße** würzen.
3. **2 Vollkorn-Pitabrote** so aufschneiden, dass sie gut befüllt werden können. Dann kurz toasten oder im Backofen erwärmen.
4. **1 Knoblauchzehe** pressen. Zusammen mit **100 g Joghurt, ½ TL Salz, ½ TL Paprikapulver, ½ TL Oregano, 1 TL Lein-/Mikroalgenöl, 1 EL Zitronensaft** und **etwas schwarzem Pfeffer** zu einer Soße mixen.
5. Die Pitas mit der Soße und allen anderen Zutaten befüllen.

Seitan ist eine leckere, proteinreiche Alternative zu Tofu, Tempeh und Hülsenfrüchten.

Das Weizeneiweiß wird durch Auswaschen und Kneten von Weizenmehlteig gewonnen. Weil das ein relativ langer Prozess ist, kann man Seitan glücklicherweise schon fertig zubereitet oder als Seitan-fix-Pulver zum Anrühren kaufen.

Nährwerte pro Portion:
614 Kalorien /// 67 g Kohlenhydrate /// 17 g Fett /// 42 g Protein

Zubereitungszeit: 20 Minuten

Tempeh-Tacos

Für 1 Portion:

- 100 g Tempeh, Natur
- 1 kleine Zwiebel
- 1 EL Olivenöl
- 1 EL Limettensaft
- 1 TL Oregano, getrocknet
- ½ TL Kreuzkümmel, gemahlen
- ½ TL Chiliflocken
- ½ TL + ¼ TL Jod-Selen-Salz
- ½ Avocado
- 1 EL + 1 TL Limettensaft
- etwas Jod-Selen-Salz und schwarzer Pfeffer
- 1 große Tomate
- ¼ rote Zwiebel
- ½ TL Dattelsirup
- 1 TL Leinöl, angereichert mit DHA/EPA
- 4 Taco-Shells

So wird's gemacht:

1. Den Backofen auf 200 °C Ober-/Unterhitze vorheizen.
2. **100 g Tempeh** mit einer Küchenreibe grob reiben. **1 Zwiebel** schälen, halbieren und in Halbringe schneiden. Beides auf einem Backblech verteilen.
3. In einer kleinen Schüssel eine Marinade aus **1 EL Olivenöl, 1 EL Limettensaft, 1 TL Oregano, ½ TL Kreuzkümmel, ½ TL Chiliflocken** und **½ TL Salz** anmischen. Die Marinade über die Zwiebeln und den Tempeh geben und alles gut durchmischen. Beides für etwa 20 Minuten knusprig backen.
4. Währenddessen die Schale von **½ Avocado** entfernen und in einer Schüssel mit **1 EL Limettensaft** beträufeln. Nach Bedarf **salzen** und **pfeffern** und dann mit einer Gabel zu einer cremigen Guacamole zerdrücken.
5. Für die Salsa **1 Tomate** und **¼ rote Zwiebel** fein hacken und mit **1 TL Limettensaft, ½ TL Dattelsirup, ¼ TL Salz** und **1 TL Leinöl** in einer Schüssel vermengen.
6. Nun die **4 Taco-Shells** in beliebiger Reihenfolge mit allen Zutaten befüllen.

Tempeh kommt ursprünglich aus Indonesien und besteht aus fermentierten Sojabohnen.

Die Fleischalternative enthält viel Protein und viele Ballaststoffe, ist aber gut verträglich. Tempeh schmeckt nussig, fast ein bisschen pilzartig und ist sicherlich nicht jedermanns Sache. Mit der richtigen Marinade wird er aber zum Geschmackserlebnis!

Nährwerte pro Portion:
657 Kalorien /// 53 g Kohlenhydrate /// 40 g Fett /// 24 g Protein

Zubereitungszeit: 20 Minuten

Backzeit: 20 Minuten

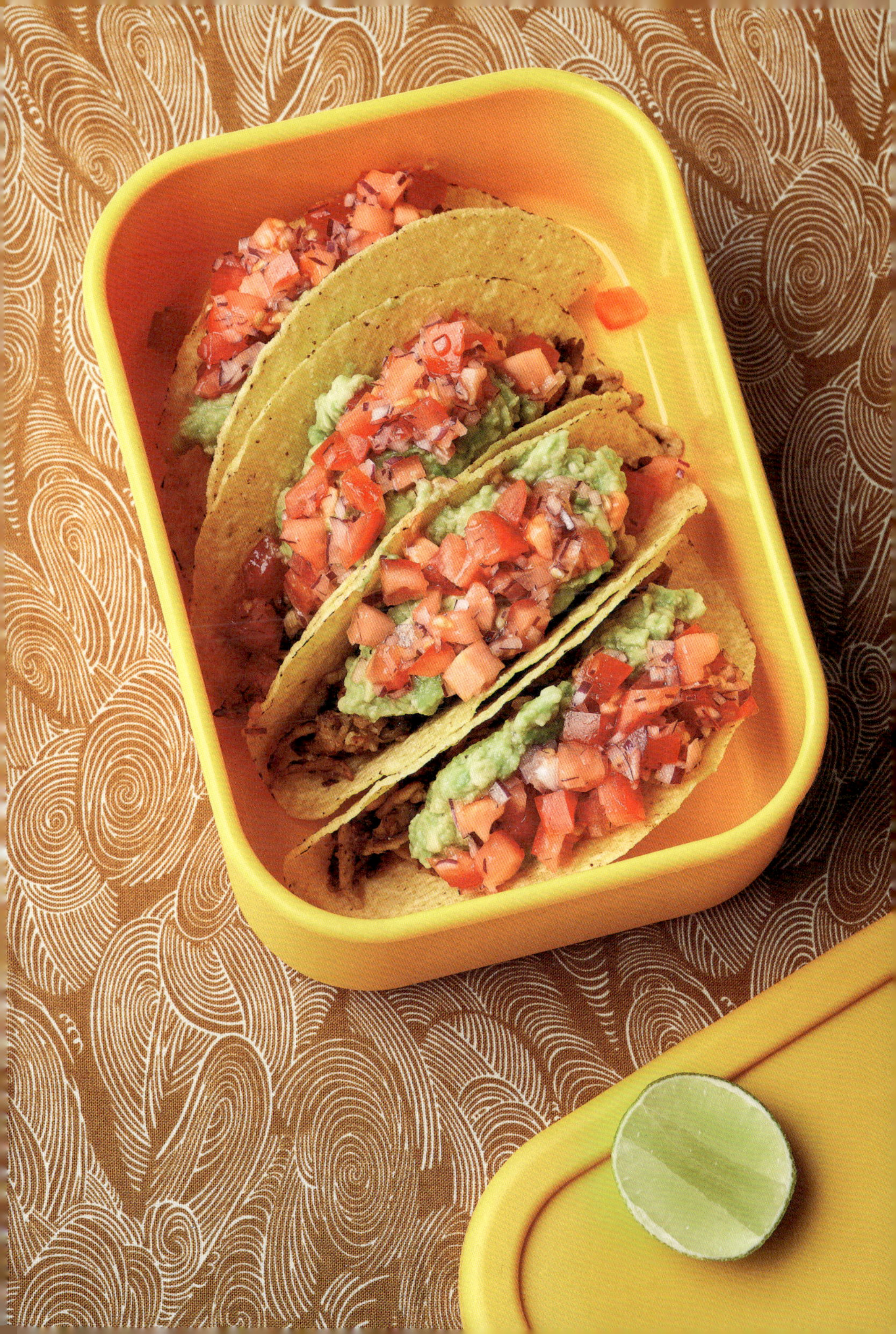

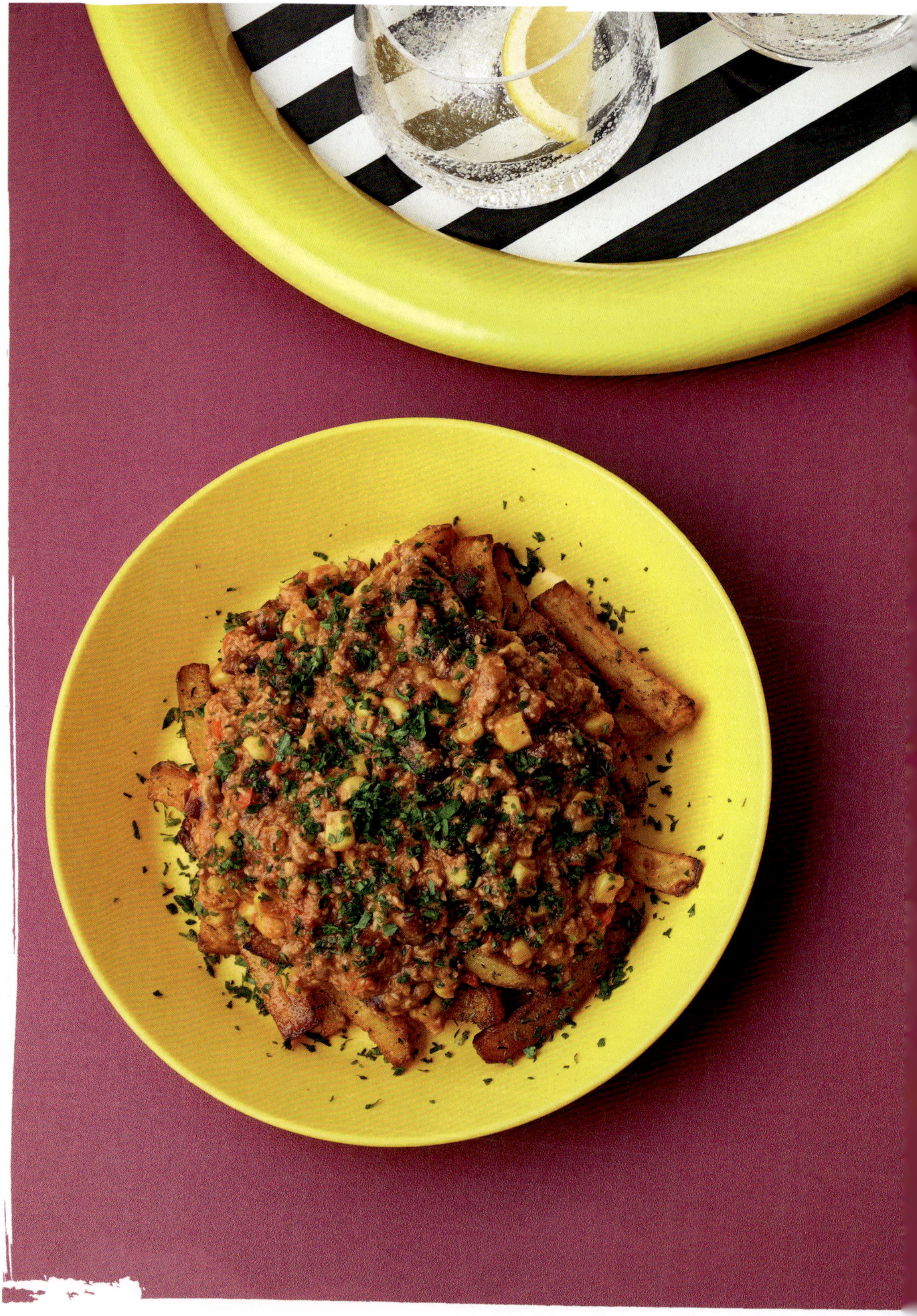

DINNER for One

→ Diese Dinnergerichte sind perfekt für einsame Abende und machen so richtig satt. Wer doch jemanden zum Essen einladen möchte, kann die Portionsgröße einfach verdoppeln.

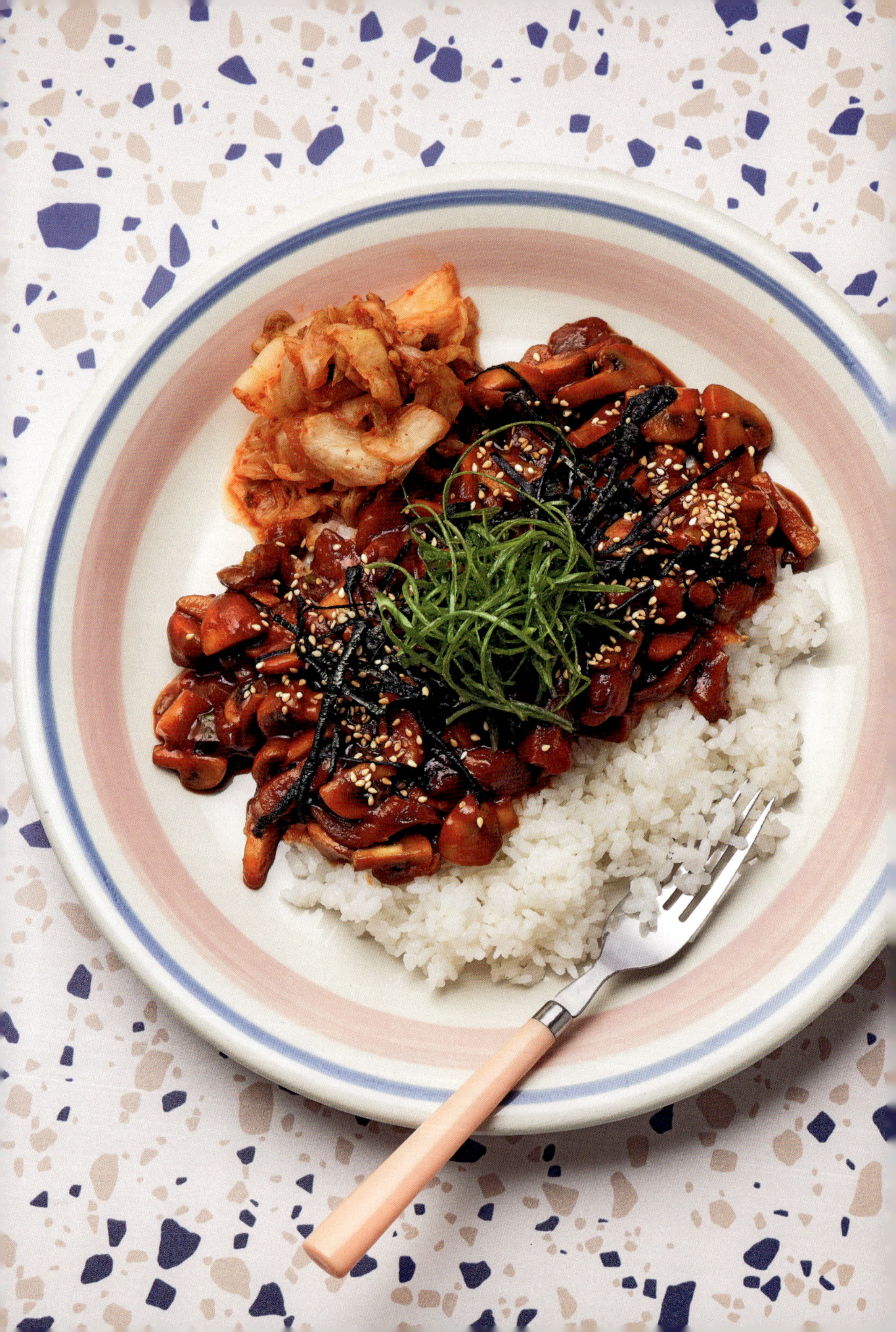

Korean Style BBQ Mushroom Rice

Für 1 Portion:

- 100 g Sushireis (bzw. Milchreis)
- 1 Knoblauchzehe
- 1 TL Gochujang-Paste (koreanische fermentierte Chilipaste)
- 2 EL passierte Tomaten
- 1 EL Sojasoße
- 1 TL Dattelsirup
- 1 TL Reisessig
- ½ TL Geräucherte-Paprika-Pulver
- 250 g gemischte Pilze (zum Beispiel Austernpilze, Champignons, Steinpilze, Shiitakepilze)
- 1 EL Sesamöl
- 1 Frühlingszwiebel
- 1 Norialgenblatt
- 50 g Kimchi
- 1 TL Sesam

So wird's gemacht:

1. **100 g Sushireis** waschen und nach Packungsanweisung kochen.
2. Währenddessen die Marinade zubereiten: **1 Knoblauchzehe** pressen. Mit **1 TL Gochujang-Paste, 2 EL passierten Tomaten, 1 EL Sojasoße, 1 TL Dattelsirup, 1 TL Reisessig** und **½ TL Geräucherte-Paprika-Pulver** vermischen und beiseitestellen.
3. **250 g Pilze** putzen und in mundgerechte Stücke schneiden. **1 EL Sesamöl** in einer Pfanne erhitzen und die Pilze darin braten, bis sie ein wenig Farbe bekommen haben. Dann mit der vorbereiteten Soße ablöschen und diese kurz einkochen lassen.
4. **1 Frühlingszwiebel** in feine Streifen schneiden. Das Grün für später aufbewahren, den weißen Teil in die Pilzpfanne geben und unterrühren. **1 Norialgenblatt** mit einer Schere in kurze, dünne Streifen schneiden.
5. Den fertigen Sushireis auf einen tiefen Teller häufen, darauf die Pilzmischung geben. **50 g Kimchi** daneben platzieren. Mit dem Grün der Frühlingszwiebeln, den Norialgen und **1 TL Sesam** garnieren.

Die koreanische Chilipaste Gochujang ist durch Social Media auch in Deutschland bekannt geworden.

Mit ihr lassen sich pikante asiatische Soßen und Marinaden herstellen. Die Steinpilze im Rezept versorgen dich mit viel Selen! Außerdem liefern Pilze einen Fleisch-Umami-Geschmack, wie viele ihn in veganen Gerichten vermissen.

Nährwerte pro Portion:
610 Kalorien /// 103 g Kohlenhydrate /// 15 g Fett /// 18 g Protein

Zubereitungszeit: 25 Minuten

Sticky Tofu Udonpfanne

Für 1 Portion:

- 1 kleine rote Zwiebel
- 1 Knoblauchzehe
- 1 kleine Karotte
- 50 g Spitzkohl
- 50 g Shiitakepilze
- 1 TL + 1 EL Sesamöl aus geröstetem Sesam
- 1 TL + 1 TL Sojasoße
- 1 EL Teriyakisoße
- 200 g Udonnudeln (Instant)
- 1 TL Ahornsirup
- 1 TL Reisessig
- 2 EL Wasser
- 200 g Tofu, Natur
- 1 EL Speisestärke
- 1 TL Sesam
- 1 Norialgenblatt

So wird's gemacht:

1. Das Gemüse waschen. **1 rote Zwiebel, 1 Knoblauchzehe, 1 Karotte, 50 g Spitzkohl** und **50 g Shiitakepilze** in feine Streifen schneiden. In einer großen Pfanne mit **1 TL Sesamöl** für einige Minuten anbraten, bis die Pilze Farbe bekommen und der Kohl glasig ist. Mit **1 TL Sojasoße** und **1 EL Teriyakisoße** ablöschen.
2. **200 g Udonnudeln** nach Packungsanweisung kochen und mit in die Gemüsepfanne geben. Gut durchrühren.
3. Für die Sticky Tofu-Marinade **1 TL Ahornsirup, 1 TL Reisessig, 1 TL Sojasoße** und **2 EL Wasser** in einer kleinen Schüssel mixen.
4. Aus **200 g Tofu** das restliche Wasser pressen und den Tofu dann in grobe Stücke reißen. Die Tofustücke in **1 EL Speisestärke** wälzen und anschließend in einer Pfanne mit **1 EL Sesamöl** goldbraun anbraten und mit der Marinade ablöschen.
5. Den Sticky Tofu auf den Udonnudeln verteilen und mit **1 TL Sesam** garnieren. **1 Norialgenblatt** zerrupfen und ebenfalls darübergeben.

Die japanischen Udonnudeln sind dicke Nudeln aus Weizenmehl.

Erhältlich sind sie im asiatischen Supermarkt oder in der asiatischen Abteilung größerer Lebensmittelläden. Es gibt sie getrocknet oder auch schon vorgegart. Letztere Variante ist besonders praktisch, da die Nudeln dann nur noch 3 Minuten kochen müssen.

Nährwerte pro Portion:
659 Kalorien
75 g Kohlenhydrate
21 g Fett
38 g Protein

Zubereitungszeit:
15 Minuten

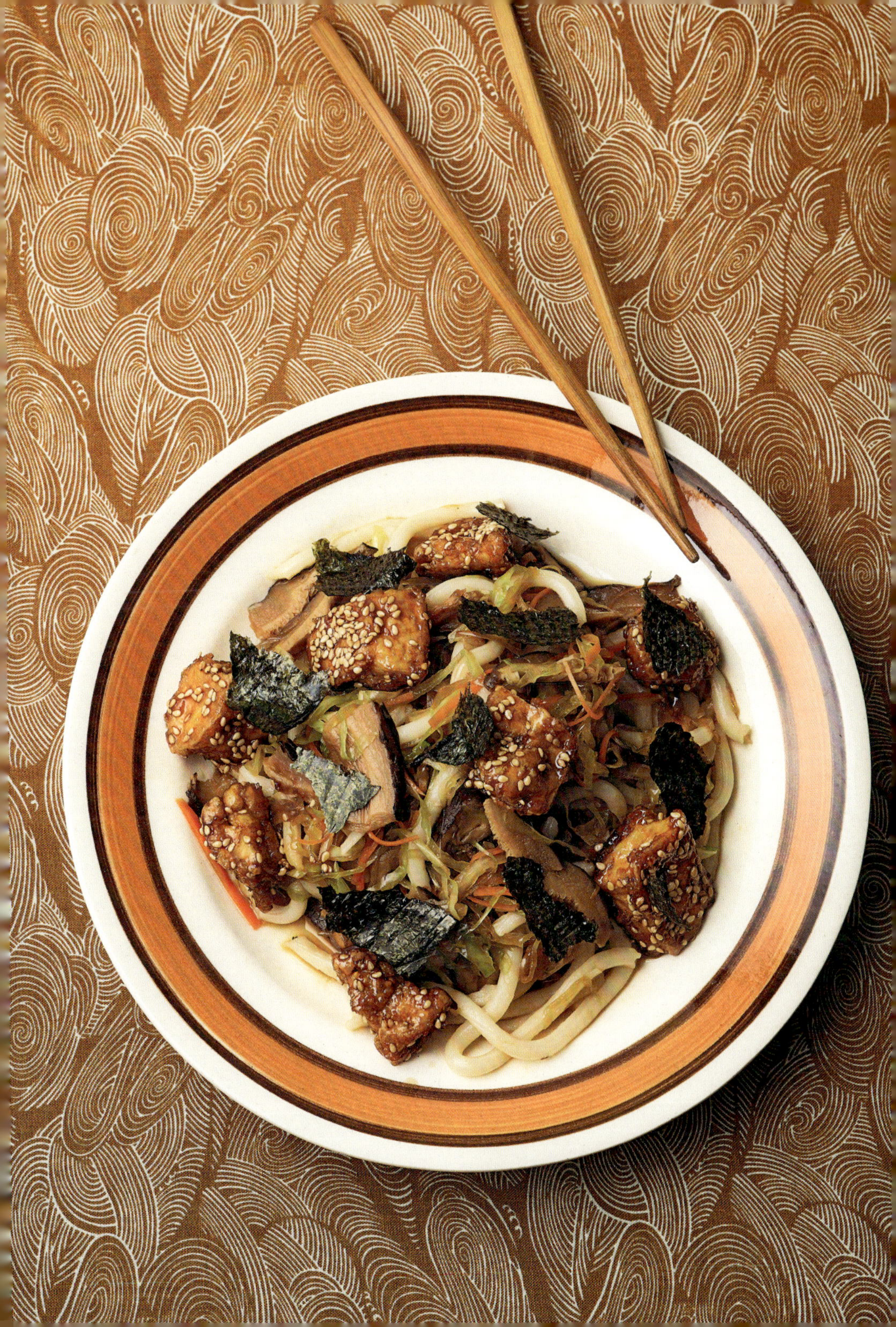

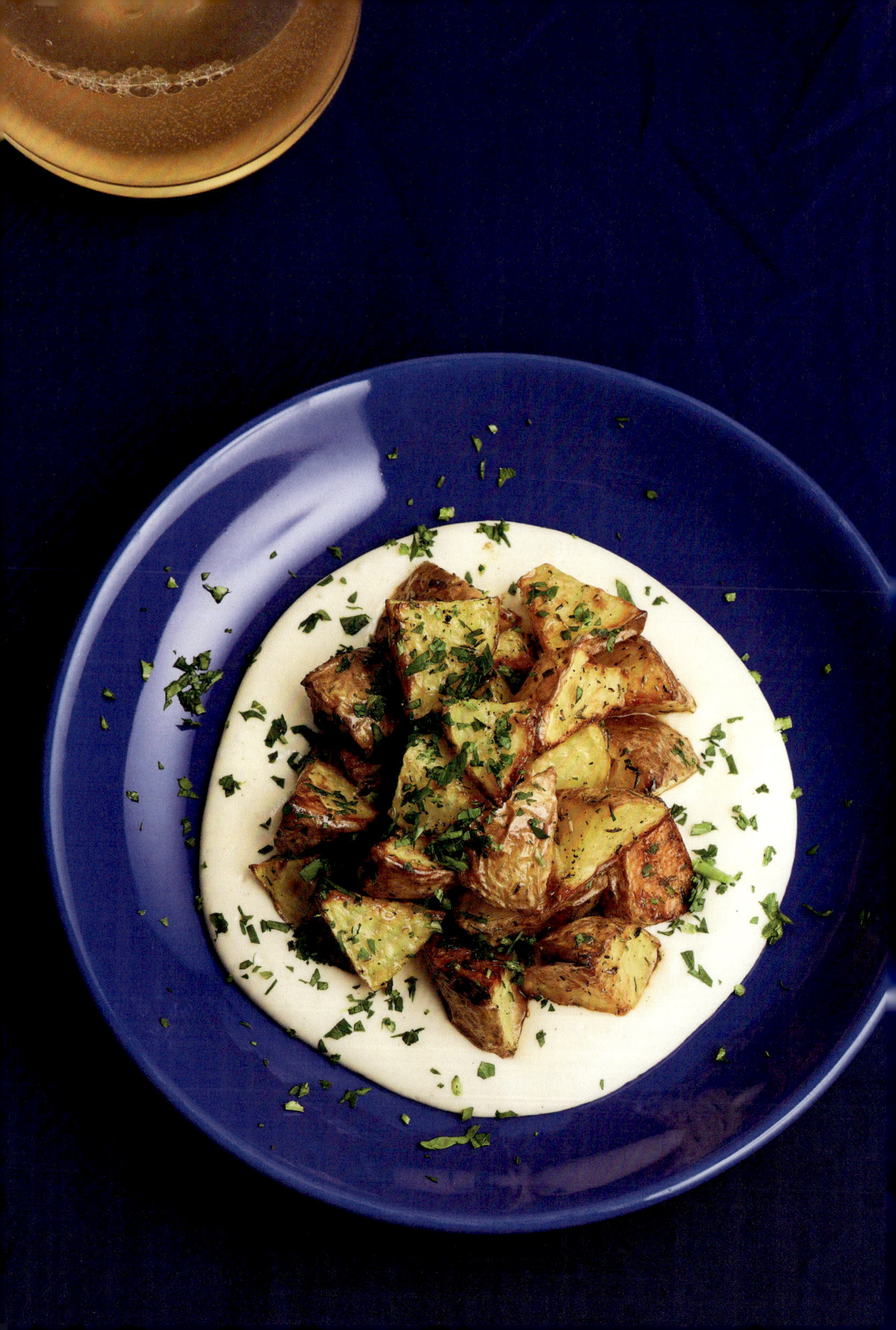

Zitruskartoffeln mit Feta-Bohnen-Creme

Für 1 Portion:

- 300 g Kartoffeln
- 1 EL Olivenöl
- 1 TL Oregano, getrocknet
- 1 TL Thymian, getrocknet
- 1 Bio-Zitrone
- 1 EL frische Petersilie
- 1 Knoblauchzehe
- 100 g weiße Bohnen, gegart
- 50 g vegane Fetaalternative
- 80 g pflanzlicher Joghurt
- ¼ TL + etwas Jod-Selen-Salz
- etwas schwarzer Pfeffer
- 1 TL Ahornsirup

So wird's gemacht:

1. Backofen auf 220 °C Ober-/Unterhitze vorheizen.
2. **300 g Kartoffeln** in mundgerechte Stücke schneiden und auf einem Backblech verteilen. Mit **1 EL Olivenöl, 1 TL Oregano** und **1 TL Thymian** bestreuen und gut mischen.
3. Die Kartoffeln für etwa 30 Minuten im Backofen backen, bis sie goldbraun sind.
4. Währenddessen die Schale von **1 Zitrone** abreiben und den Saft auspressen. **1 EL Petersilie** grob hacken. **1 Knoblauchzehe** schälen und pressen. Alles für später beiseitestellen.
5. Für die Feta-Bohnen-Creme **100 g weiße Bohnen, 50 g Fetaalternative, 80 g Joghurt** und **¼ TL Salz** in einem Mixer zu einer cremigen Masse vermengen. Den Zitronenabrieb und **etwas Pfeffer** unterrühren.
6. Für die Zitronenmarinade den Knoblauch mit dem Zitronensaft, **1 TL Ahornsirup** und **etwas Salz** und **Pfeffer** vermengen. Die gebackenen Kartoffeln darin marinieren.
7. Die Feta-Bohnen-Creme auf einem Teller verteilen und die gerösteten Kartoffeln darüber platzieren. Mit der **Petersilie** garnieren.

Kartoffeln sind eine tolle Quelle für komplexe Kohlenhydrate.

Sie enthalten außerdem viele sättigende Ballaststoffe, Mikronährstoffe wie Kalium, Magnesium und Calcium sowie Vitamin C, und sie haben wenig Kalorien.

Nährwerte pro Portion:
604 Kalorien /// 78 g Kohlenhydrate /// 22 g Fett /// 18 g Protein

Zubereitungszeit: 15 Minuten

Backzeit: 30 Minuten

Bacon Tempeh Pad Thai

Für 1 Portion:

- 100 g Tempeh
- 1 EL + 1 TL Sojasoße
- 1 EL + 1 TL Ahornsirup
- 1 EL Olivenöl
- 1–2 Tropfen Liquid Smoke
- ½ TL Geräucherte-Paprika-Pulver
- 70 g Reisbandnudeln
- 1 kleine rote Zwiebel
- 1 Knoblauchzehe
- 100 g Babybrokkoli
- ½ TL Ingwer, gerieben
- 1 EL Sesamöl aus geröstetem Sesam
- 50 g Bohnensprossen
- 2 EL Limettensaft
- 1 EL frischer Koriander, gehackt
- 1 EL gesalzene Erdnüsse, gehackt

So wird's gemacht:

1. Ofen auf 200 °C Ober-/Unterhitze vorheizen. Für den Bacon Tempeh **100 g Tempeh** in dünne Scheiben schneiden. In einer großen Schüssel **1 EL Sojasoße, 1 EL Ahornsirup, 1 EL Olivenöl, 1–2 Tropfen Liquid Smoke** und **½ TL Geräucherte-Paprika-Pulver** mixen und die Tempehscheiben darin marinieren.
2. Die marinierten Tempehscheiben auf einem Backblech verteilen und für 10 Minuten im Backofen backen. Dann wenden und noch mal 5–10 Minuten backen, je nach gewünschtem Bräunungsgrad.
3. Währenddessen **70 g Reisbandnudeln** nach Packungsanweisung zubereiten.
4. **1 rote Zwiebel** schälen und in feine Halbmonde schneiden. **1 Knoblauchzehe** hacken. **100 g Babybrokkoli** waschen und in mundgerechte Stücke teilen.
5. Das Gemüse und **½ TL geriebenen Ingwer** in einer heißen Pfanne mit **1 EL Sesamöl** anbraten, bis die Zwiebeln glasig sind und der Babybrokkoli etwas Farbe bekommen hat.
6. Nun die gekochten Reisbandnudeln und **50 g Bohnensprossen** hinzufügen sowie **1 TL Sojasoße, 2 EL Limettensaft** und **1 TL Ahornsirup**. Alles gut durchmengen und für 1 Minute anbraten.
7. Bacon Tempeh, **1 EL Koriander** und **1 EL Erdnüsse** als Topping auf die Nudelpfanne geben und servieren.

Bei Koriander kommt es dir vor, als hättest du in ein Stück Seife gebissen? Dann hast du genetisch bedingt vielleicht einen Geruchsrezeptor, der Aldehyde in ihm erkennt. Diese sorgen nämlich für ein seifiges Aroma. Eine gute Alternative zu Koriander ist frische glatte Petersilie.

Nährwerte pro Portion:
773 Kalorien /// 87 g Kohlenhydrate /// 37 g Fett /// 30 g Protein

Zubereitungszeit: 20 Minuten

Backzeit: 15–20 Minuten

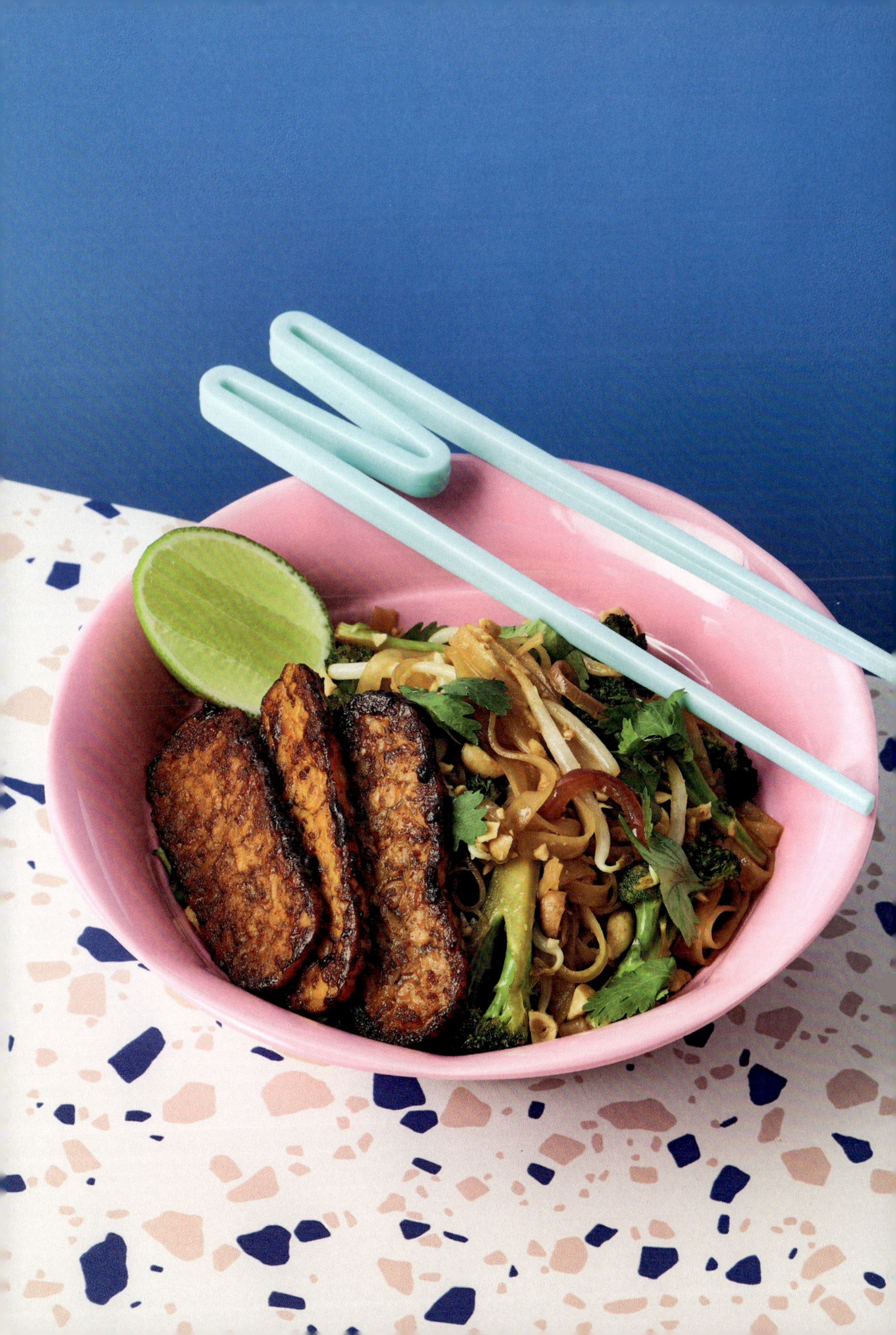

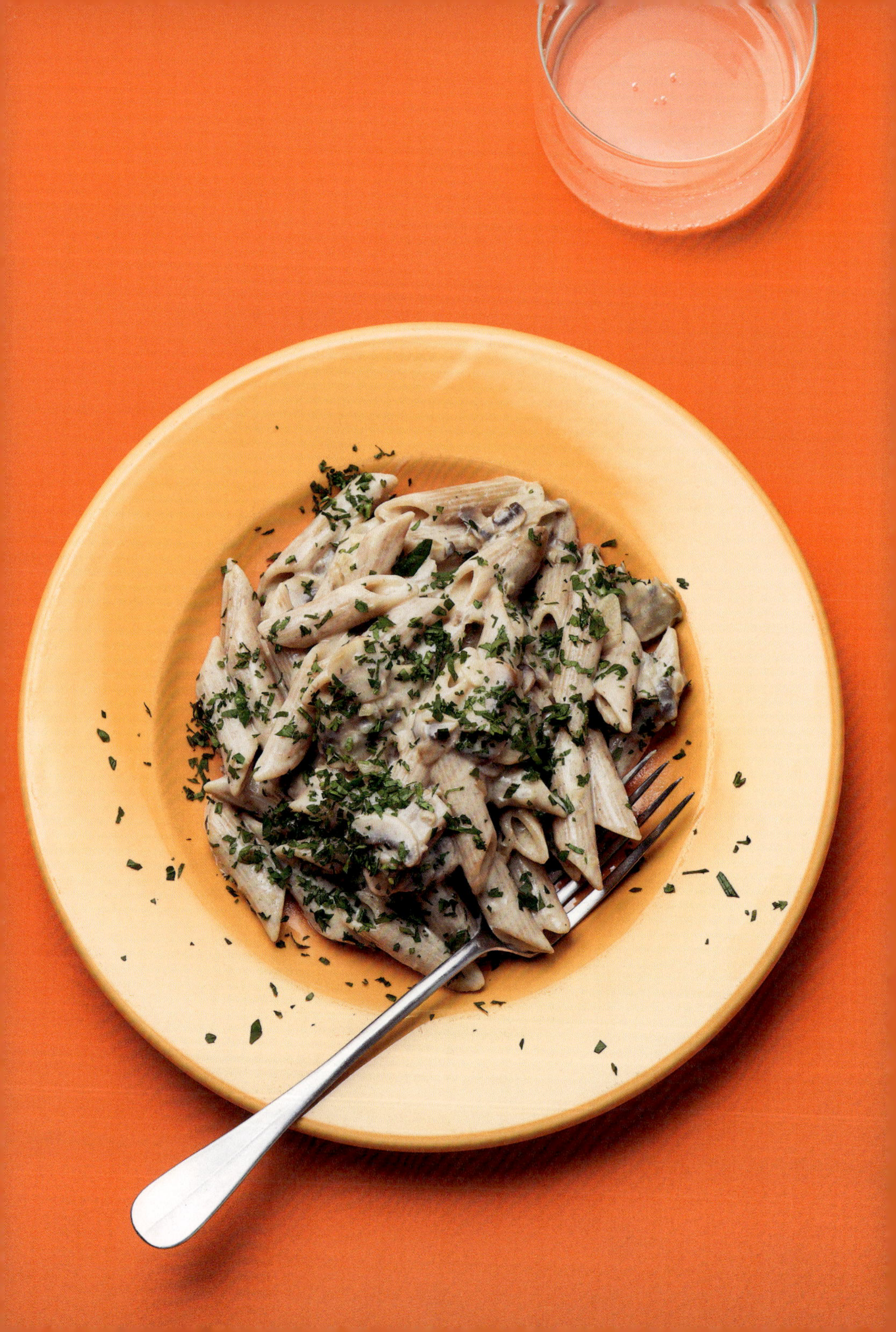

Cremige Pilzpasta

Für 1 Portion:

- 80 g Vollkornpenne
- 200 g Champignons
- 1 kleine Zwiebel
- 1 Knoblauchzehe
- 1 EL Olivenöl
- 1 TL Sojasoße
- 200 g Seidentofu
- 1 TL Misopaste
- 1 EL Zitronensaft
- schwarzer Pfeffer
- etwas frische Petersilie zum Garnieren

So wird's gemacht:

1. **80 g Penne** nach Packungsanweisung in gesalzenem Wasser kochen. 1 Schöpfkelle Kochwasser beiseite stellen.
2. Währenddessen **200 g Champignons** putzen und in Scheiben schneiden. **1 Zwiebel** und **1 Knoblauchzehe** schälen und fein hacken.
3. Champignons, Zwiebeln und Knoblauch in einer Pfanne mit **1 EL Olivenöl** anbraten, bis die Zwiebeln glasig sind und die Champignons Farbe bekommen haben. Mit **1 TL Sojasoße** ablöschen.
4. **200 g Seidentofu** mit **1 TL Misopaste**, **1 EL Zitronensaft** und dem aufbewahrten Kochwasser glattpürieren. Die Masse in die Champignonpfanne geben und alles einmal aufkochen lassen. Dann die gekochten Penne unterrühren. **Pfeffer** nach Geschmack hinzugeben und das Gericht mit **etwas Petersilie** garnieren.

Herkömmliche Zuchtchampignons enthalten kein Vitamin D,
weil sie nicht im Sonnenlicht kultiviert wurden. Manche Hersteller bieten Vitamin D-Champignons an, die reichlich Sonnenlicht genossen haben und somit 5–15 µg pro 100 g enthalten. 200 g Vitamin D-Champignons können also schon deinen Tagesbedarf von 20 µg abdecken. Aber dennoch: Der tägliche Aufenthalt in der Sonne ist und bleibt der günstigere Vitamin D-Lieferant.

Nährwerte pro Portion:
582 Kalorien
67 g Kohlenhydrate
18 g Fett
35 g Protein

Zubereitungszeit:
20 Minuten

Gefüllte Süßkartoffel Tex-Mex-Style

Für 1 Portion:

- 1 mittelgroße Süßkartoffel
- 1 TL + 1 TL Olivenöl
- ½ Avocado
- 1 Knoblauchzehe
- 1 EL Limettensaft
- etwas Jod-Selen-Salz und schwarzer Pfeffer
- 100 g Kidneybohnen, gegart
- 50 g Mais (Konserve)
- ½ TL Kreuzkümmel, gemahlen
- 1 EL Apfelessig
- etwas frische Petersilie
- 4 EL geriebene vegane Käsealternative

Nährwerte pro Portion:
496 Kalorien
68 g Kohlenhydrate
18 g Fett
14 g Protein

Zubereitungszeit:
15 Minuten

Backzeit:
30 Minuten

So wird's gemacht:

1. Ofen auf 250 °C Ober-/Unterhitze vorheizen. **1 Süßkartoffel** waschen, halbieren und mit **1 TL Olivenöl** einreiben. Die Süßkartoffelhälften mit der Schnittseite nach unten auf ein Backblech legen und für 30 Minuten backen.
2. Währenddessen **½ Avocado** in einer Schüssel mit einer Gabel zerdrücken. **1 Knoblauchzehe** pressen und hinzufügen. **1 EL Limettensaft** hinzugeben. Die Avocadocreme dann mit **Salz** und **Pfeffer** abschmecken.
3. Für den Kidneybohnen-Mais-Salat **100 g Kidneybohnen** mit **50 g Mais, ½ TL Kreuzkümmel, 1 TL Olivenöl** und **1 EL Apfelessig** in einer Schüssel mischen. **Etwas Petersilie** hacken und dazugeben. Gut durchmischen. Nach Geschmack **salzen** und **pfeffern**.
4. Die Innenseiten der gebackenen Süßkartoffelhälften mit einer Gabel zermatschen. **Je 2 EL Käsealternative** pro Hälfte in die noch heiße Süßkartoffel mischen. Die Hälften dann mit der Avocadocreme und dem Kidneybohnen-Mais-Salat füllen.

Die Süßkartoffel enthält jede Menge Beta-Carotin, der Vorstufe von Vitamin A.

Schon 120 g davon können den Vitamin A-Tagesbedarf eines Erwachsenen decken. Außerdem sind Süßkartoffeln reich an Calcium, Kalium, Zink und Vitamin C. Werden sie im Ofen gebacken, karamellisiert der enthaltende Zucker und macht sie zu einer butterweichen, süßen Köstlichkeit.

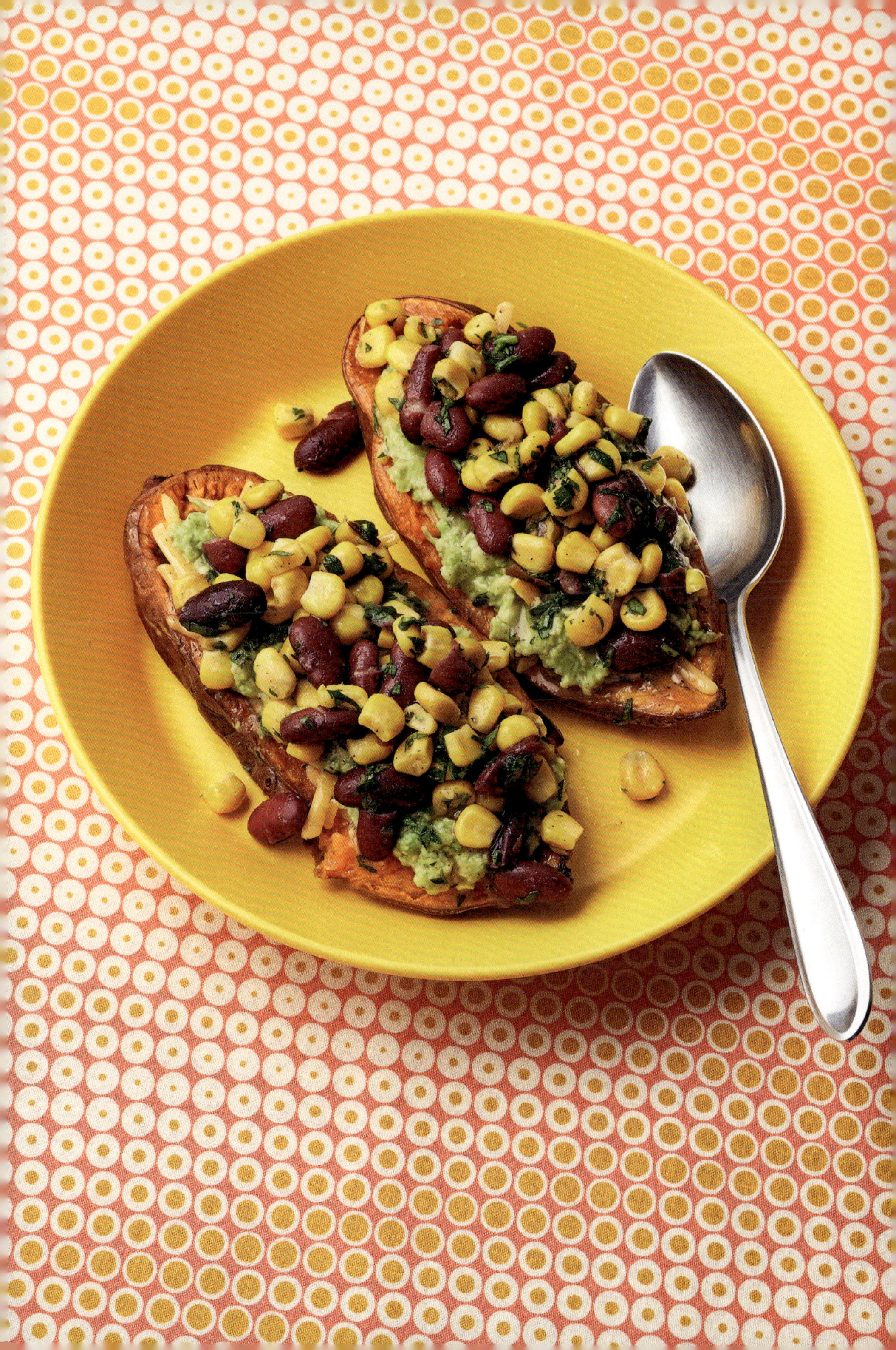

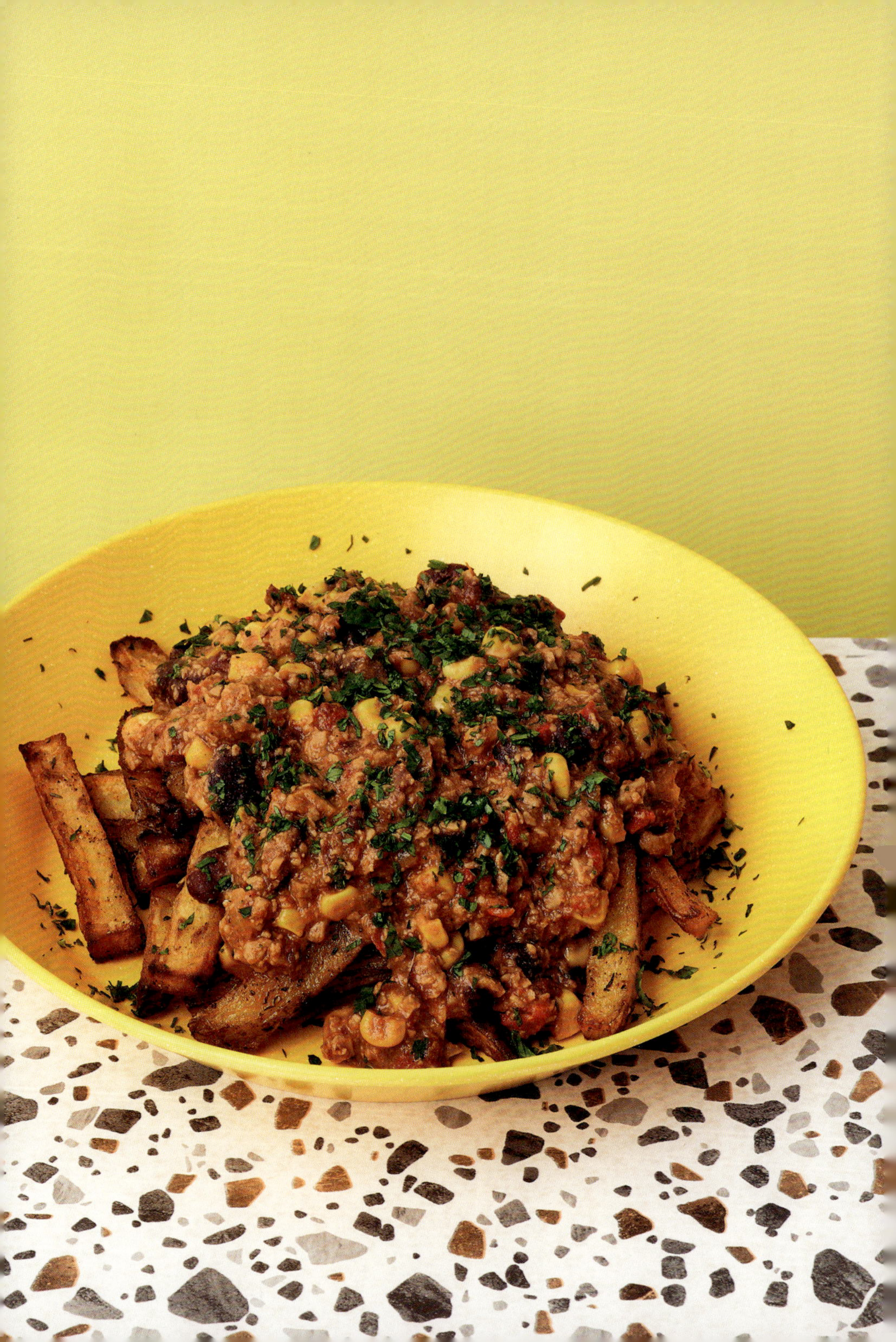

Chili sin Carne Fries

Für 1 Portion:

- 250 g Kartoffeln
- 1 TL Olivenöl
- ½ TL Geräucherte-Paprika-Pulver
- ½ TL Thymian
- ½ TL Knoblauchpulver
- ¼ TL Jod-Selen-Salz

Für das Chili sin Carne:

- 1 Zwiebel
- 1 Knoblauchzehe
- 1 rote Paprika
- 100 g veganes Hack
- 1 TL Olivenöl
- 70 g Kidneybohnen, gegart
- 50 g Mais (Konserve)
- 1 TL Sojasoße
- 1 TL vegane Worcestershiresoße
- 250 g gestückelte Tomaten (Konserve)
- etwas Jod-Selen-Salz und schwarzer Pfeffer
- etwas frische Petersilie zum Garnieren

So wird's gemacht:

1. Ofen auf 220 °C Ober-/Unterhitze vorheizen. Dann **250 g Kartoffeln** waschen und in Stifte schneiden. Die Kartoffelstücke auf ein Backblech geben und mit **1 TL Olivenöl**, **½ TL Geräucherte-Paprika-Pulver**, **½ TL Thymian**, **½ TL Knoblauchpulver** und **¼ TL Salz** bestreuen. Alles gut durchmischen und anschließend für etwa 30 Minuten knusprig backen.
2. Für das Chili sin Carne **1 Zwiebel** und **1 Knoblauchzehe** schälen und fein hacken. **1 Paprika** würfeln. Zwiebeln und **100 g veganes Hack** in einem Topf mit **1 TL Olivenöl** dünsten, bis die Zwiebeln glasig werden und das Hack Farbe bekommt. Knoblauch, Paprika, **70 g Kidneybohnen** und **50 g Mais** hinzufügen und kurz weiterbraten.
3. Das Chili mit **1 TL Sojasoße**, **1 TL Worcestershiresoße** und **250 g gestückelten Tomaten** ablöschen. Mit **etwas Salz** und **Pfeffer** abschmecken.
4. Die knusprigen Kartoffeln mit dem Chili toppen und mit **etwas frischer Petersilie** garnieren.

Kartoffeln sollten am besten dunkel und trocken, aber gut gelüftet gelagert werden, damit sich keine Giftstoffe in der Knolle bilden. Bei 4–8 °C im Keller zum Beispiel wird der Auskeimungsprozess verlangsamt und sie halten sich länger.

Nährwerte pro Portion:
640 Kalorien /// 86 g Kohlenhydrate /// 12 g Fett /// 34 g Protein

Zubereitungszeit: 20 Minuten

Backzeit: 30 Minuten

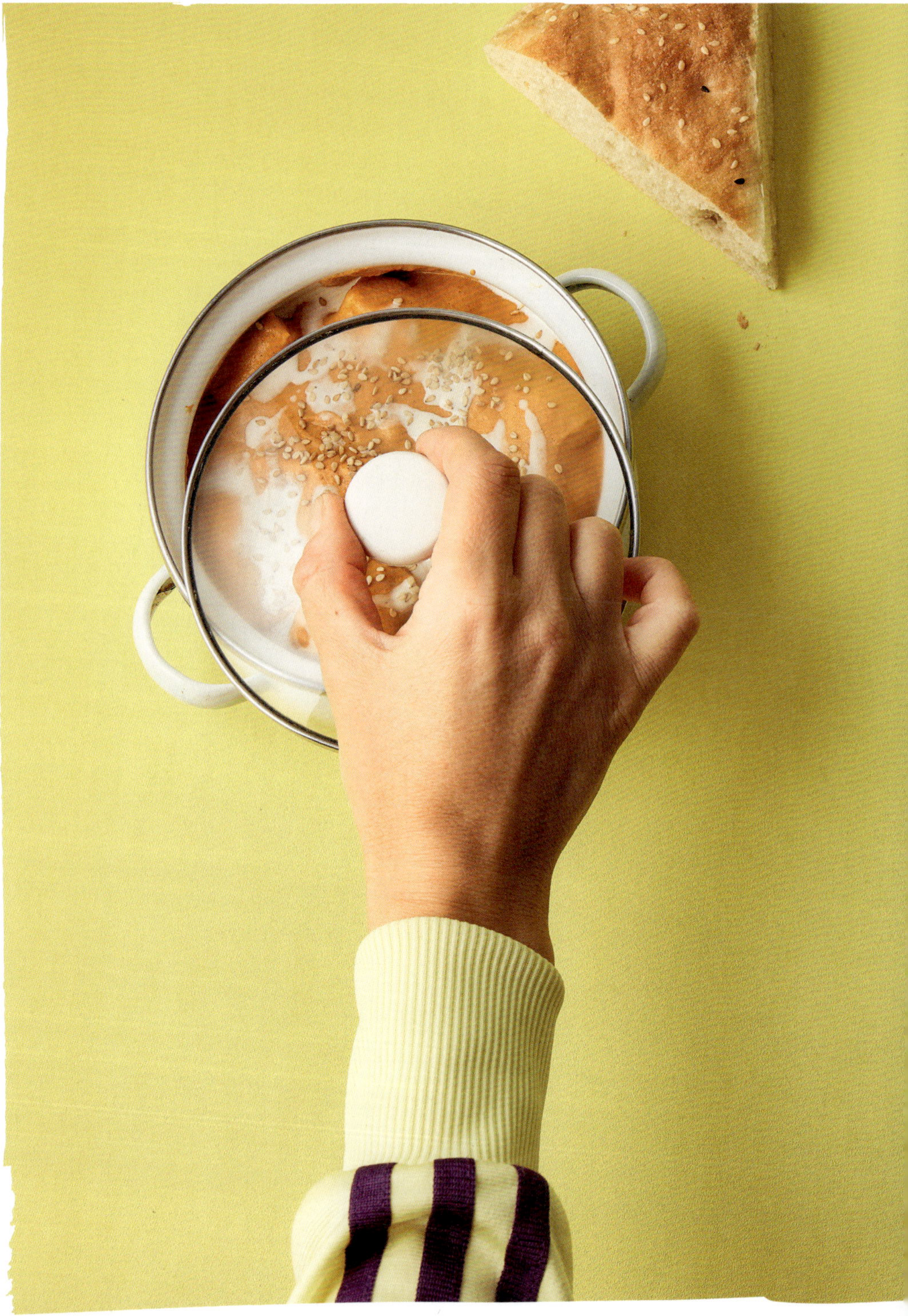

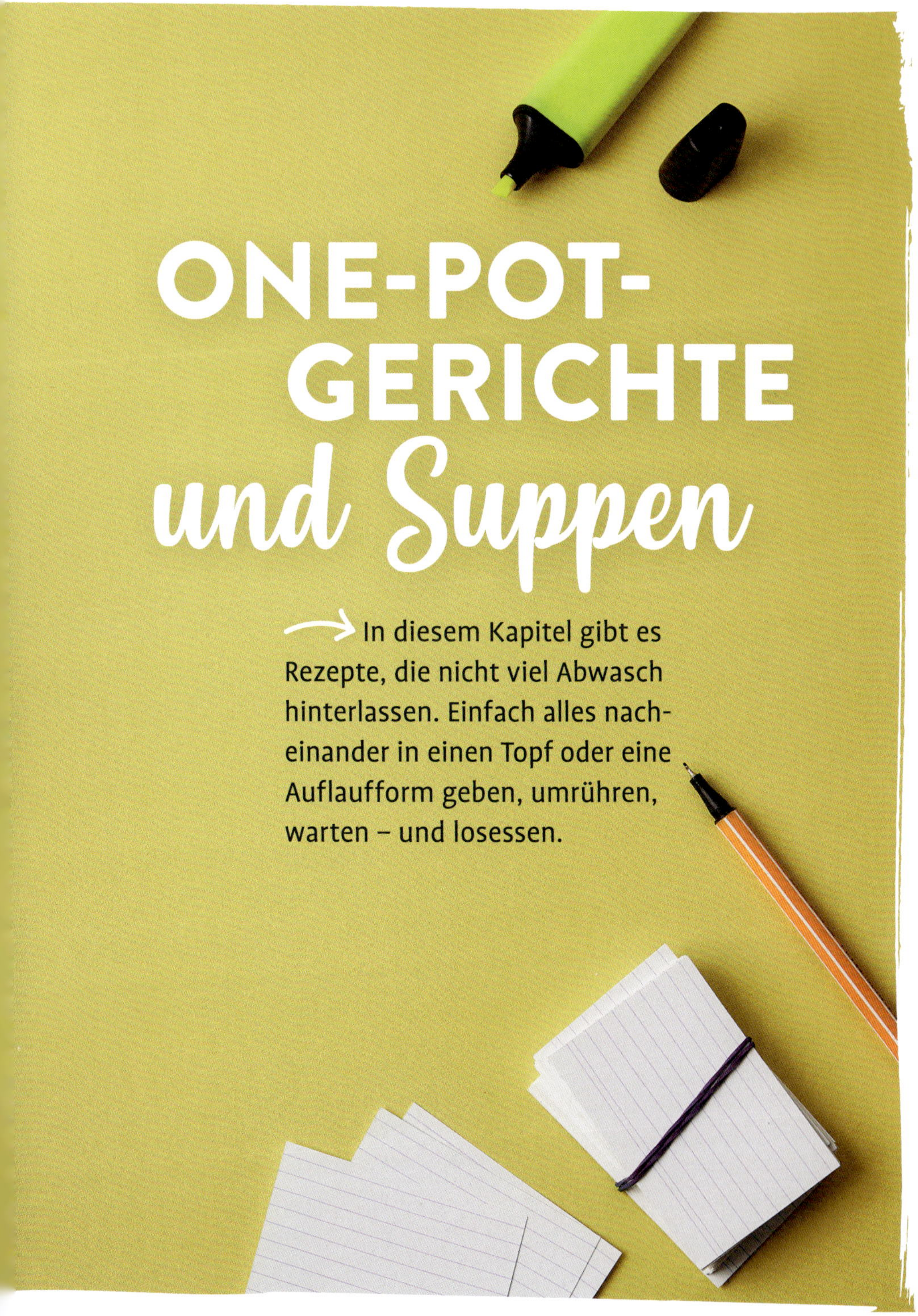

ONE-POT-GERICHTE *und Suppen*

→ In diesem Kapitel gibt es Rezepte, die nicht viel Abwasch hinterlassen. Einfach alles nacheinander in einen Topf oder eine Auflaufform geben, umrühren, warten – und losessen.

Einfache Erbsensuppe

Für 4 Portionen:

1 große Zwiebel

2 Knoblauchzehen

2 Karotten

2 EL Olivenöl

400 g Erbsen (TK)

1 l Gemüsebrühe

etwas Jod-Selen-Salz und schwarzer Pfeffer

Kürbiskernöl zum Garnieren (½ TL pro Portion)

Kürbiskerne zum Garnieren (1 EL pro Portion)

Vollkornbrot zum Dippen (2 Stück pro Portion)

So wird's gemacht:

1. **1 Zwiebel** und **2 Knoblauchzehen** schälen und in Würfel schneiden. **2 Karotten** waschen und klein würfeln. Alles in einem hohen Topf mit **2 EL Olivenöl** anbraten, bis die Zwiebeln glasig sind.
2. Nun **400 g Erbsen** und **1 l Gemüsebrühe** hinzufügen und aufkochen lassen. Dann die Temperatur herunterschalten und das Ganze 20 Minuten köcheln lassen.
3. Anschließend alles mit einem Stabmixer glattpürieren.
4. Die Suppe mit **Salz** und **Pfeffer** abschmecken und mit **Kürbiskernöl** und **Kürbiskernen** garnieren. Dazu **Vollkornbrot** servieren.

Mit 150 ml pflanzlicher Sahne wird die Suppe zu einer Erbsencremesuppe.

Gefrorene Erbsen sind supergünstig und finden sich in jedem Tiefkühlfach.

Wenn es mal einfach und schnell gehen muss und der Kühlschrank leer ist, dann ist diese Erbsensuppe somit der Retter in der Not! Die Erbsen sind die sättigende Proteinkomponente in der Suppe, während die Karotten Beta-Carotin (Vorstufe von Vitamin A) liefern. Und sowohl die Kürbiskerne als auch die Erbsen bringen wertvolles Eisen mit.

Nährwerte pro Portion:
355 Kalorien
36 g Kohlenhydrate
15 g Fett
18 g Protein

Zubereitungszeit:
25 Minuten

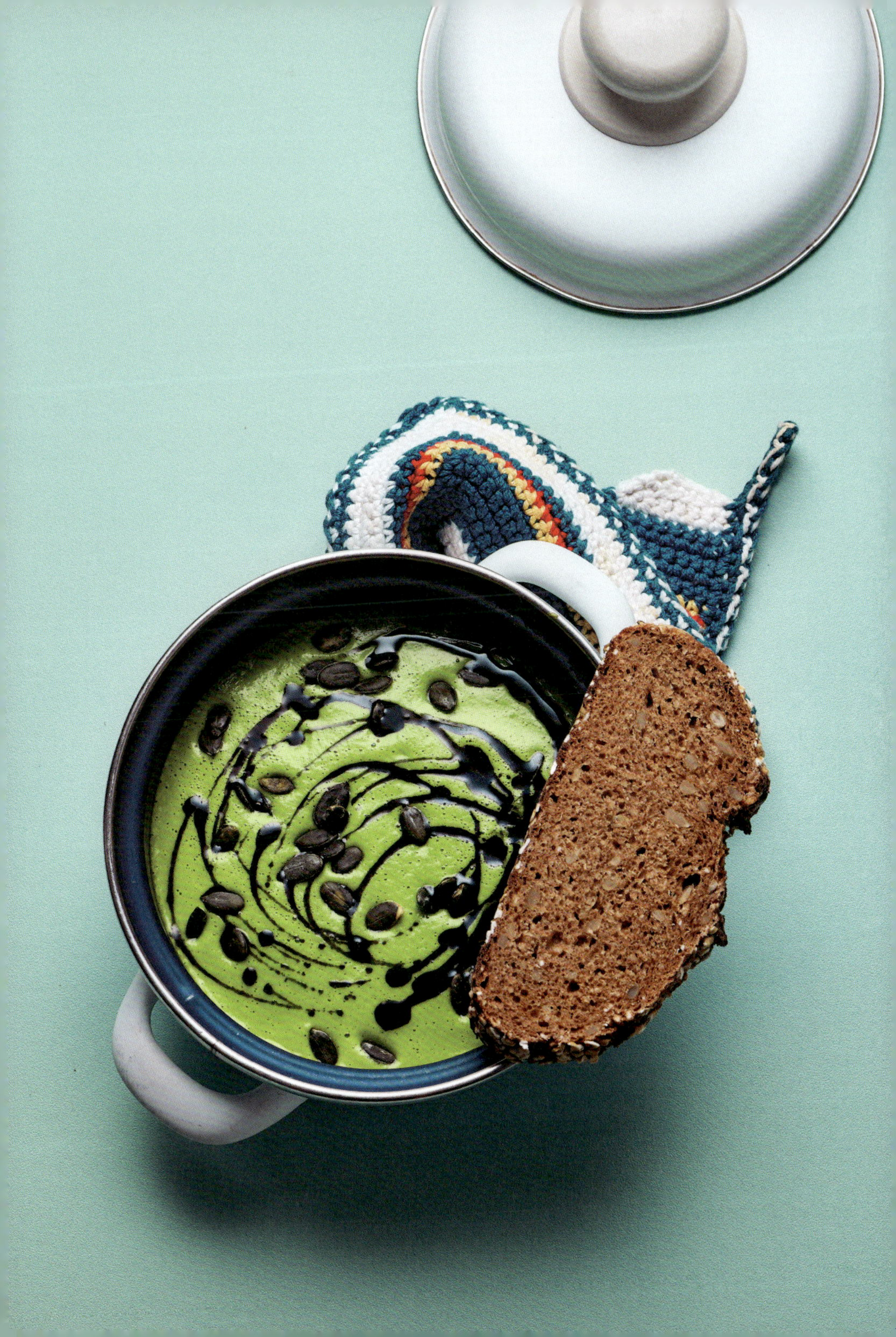

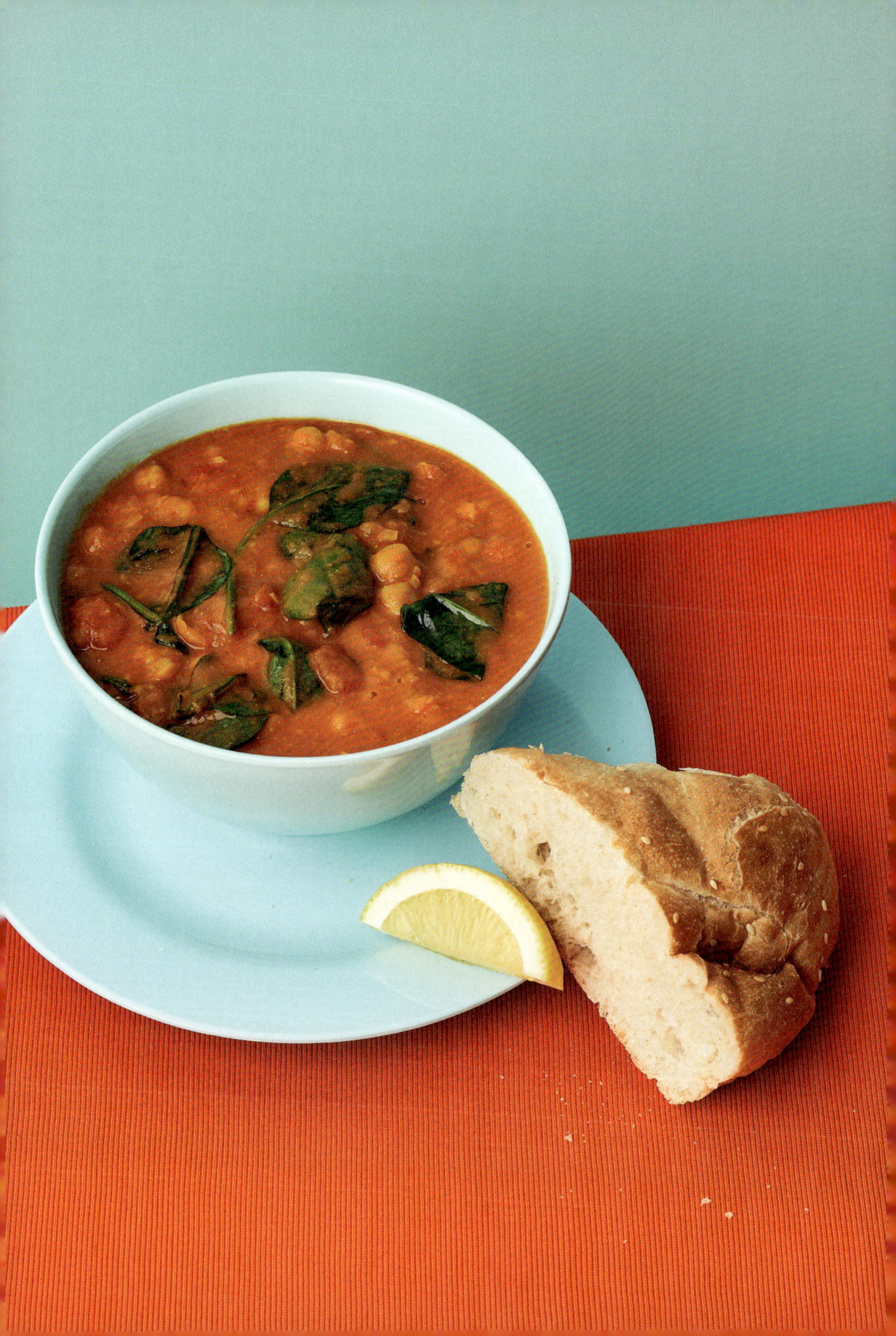

Kokos-Kichererbsen-Eintopf

Für 4 Portionen:

- 1 große Zwiebel
- 3 Knoblauchzehen
- 2 EL Olivenöl
- 2 TL Currypulver
- 1 TL Kreuzkümmel, gemahlen
- 1 TL Jod-Selen-Salz
- 400 g Kichererbsen, gegart
- 400 g stückige Tomaten (Konserve)
- 400 ml Kokosmilch (Konserve)
- 100 g Babyspinat
- etwas Zitronensaft zum Garnieren
- 1 Fladenbrot

So wird's gemacht:

1. **1 Zwiebel** und **3 Knoblauchzehen** schälen und würfeln. Beides einem großen Topf mit **2 EL Olivenöl** anbraten, bis die Zwiebeln glasig geworden sind.
2. **2 TL Currypulver**, **1 TL Kreuzkümmel** und **1 TL Salz** hinzugeben. Alles kurz anschwitzen, bis sich das Aroma der Gewürze entfaltet hat.
3. **400 g Kichererbsen**, **400 g stückige Tomaten** und **400 ml Kokosmilch** hinzufügen. Alles aufkochen und etwa 15 Minuten bei geringer Hitze köcheln lassen.
4. Kurz vor dem Servieren **100 g Babyspinat** unterrühren, bis er leicht in sich zusammenfällt.
5. Den Eintopf mit **Salz** abschmecken, mit **etwas Zitronensaft** garnieren und mit getoastetem **Fladenbrot** servieren.

Während in der vegetarischen Ernährung Milch- und Milchprodukte oft die Hauptquelle für Protein und Calcium darstellen, sind es in der veganen Ernährung die **Hülsenfrüchte**.
Gerade Kichererbsen glänzen mit 20 g Protein pro 100 g (getrocknet) und sind reich an Mikronährstoffen wie Magnesium, Calcium und Eisen.

Nährwerte pro Portion:
632 Kalorien
74 g Kohlenhydrate
28 g Fett
20 g Protein

Zubereitungszeit:
25 Minuten

Bohnensuppe mit Pitabrot

Für 4 Portionen:

1 große Zwiebel

4 Knoblauchzehen

4 Frühlingszwiebeln

½ Bund Petersilie

2 EL Olivenöl

½ TL + etwas Jod-Selen-Salz

1 TL Kurkumapulver

½ TL Chiliflocken

2 EL Mehl

500 g gemischte Bohnen und Erbsen (Konserve, zum Beispiel Kidneybohnen, weiße Bohnen, Limabohnen, Kichererbsen)

1 l Gemüsebrühe

80 g Babyspinat

1 Bio-Zitrone

10 Blätter frische Minze

200 g pflanzlicher Joghurt

etwas schwarzer Pfeffer

Vollkorn-Pitabrote (1 Stück pro Portion)

So wird's gemacht:

1. **1 Zwiebel** und **4 Knoblauchzehen** schälen. Zwiebel in feine Halbmonde und Knoblauch in dünne Scheiben schneiden. **4 Frühlingszwiebeln** waschen und in Ringe schneiden. **½ Bund Petersilie** ebenfalls waschen und fein hacken.
2. In einem Topf **2 EL Olivenöl** erhitzen und die Zwiebeln darin andünsten, bis sie glasig sind. Dann die Knoblauchscheiben und **½ TL Salz, 1 TL Kurkumapulver** sowie **½ TL Chiliflocken** hinzufügen und das Gemisch noch mal kurz anbraten. **2 EL Mehl** kurz unterrühren.
3. Nun **500 g Bohnen-Erbsen-Mischung**, die Frühlingszwiebelringe und **1 l Gemüsebrühe** hinzufügen, verrühren und aufkochen lassen. Bei niedriger Temperatur etwa 10 Minuten köcheln lassen.
4. Kurz vor dem Servieren die gehackte Petersilie und **80 g Babyspinat** unterheben, bis der Babyspinat leicht zerfallen ist.
5. Für den Zitronen-Minz-Joghurt **1 Zitrone** waschen, die Schale abreiben und den Saft auspressen. **10 Blätter Minze** waschen und hacken. **200 g Joghurt** mit der Minze und dem Zitronenabrieb und -saft vermengen und mit **etwas Salz** und **Pfeffer** abschmecken.
6. Die Suppe mit dem Joghurt garnieren und mit getoastetem **Pitabrot** servieren.

Das Rezept ist inspiriert von einer herzhaften persischen Bohnensuppe.

Der Babyspinat sollte nicht lange mitgekocht werden, damit möglichst wenig der enthaltenen hitzeempfindlichen Nährstoffe verloren gehen.

Nährwerte pro Portion:
378 Kalorien /// 52 g Kohlenhydrate /// 8 g Fett /// 19 g Protein

Zubereitungszeit: 25 Minuten

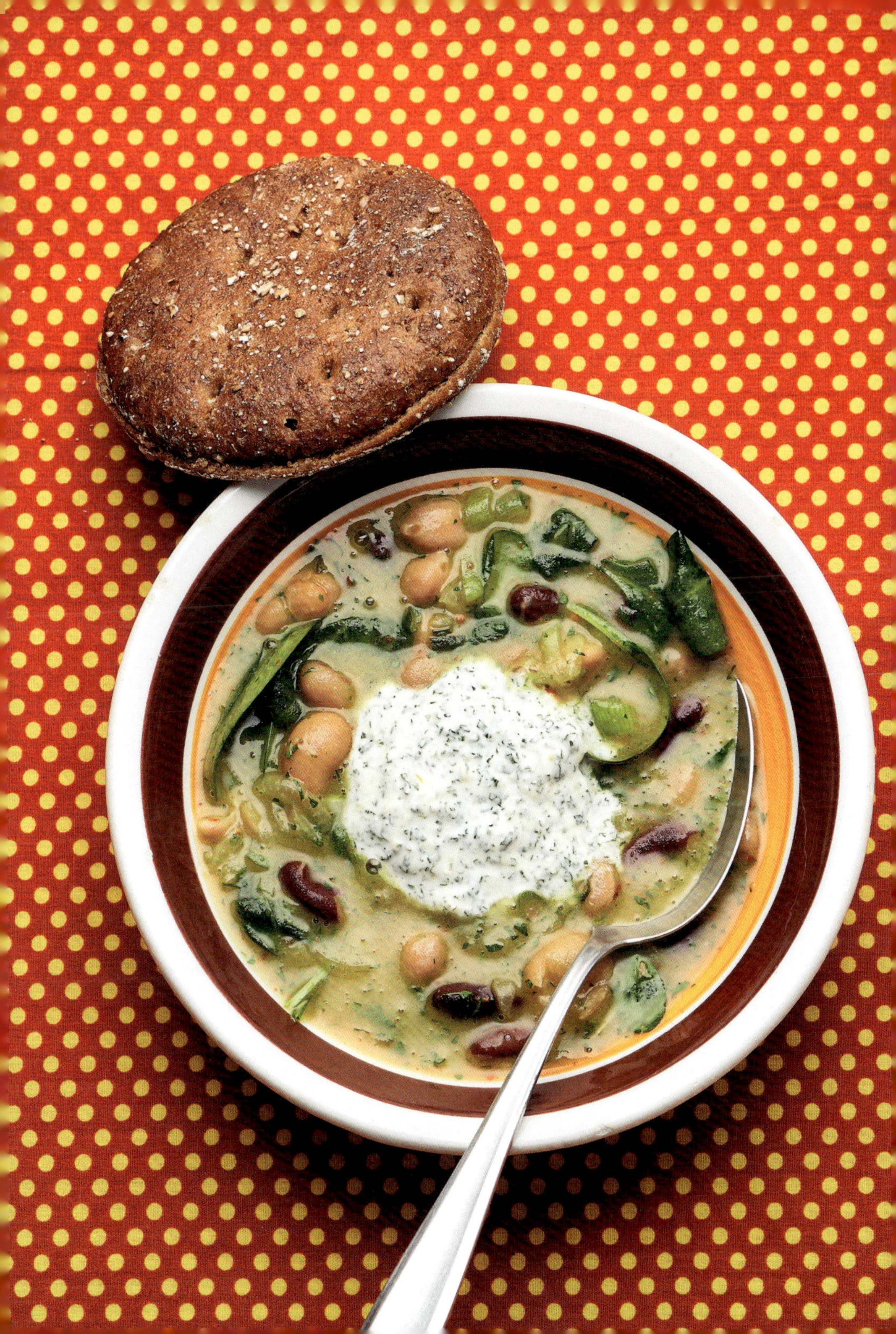

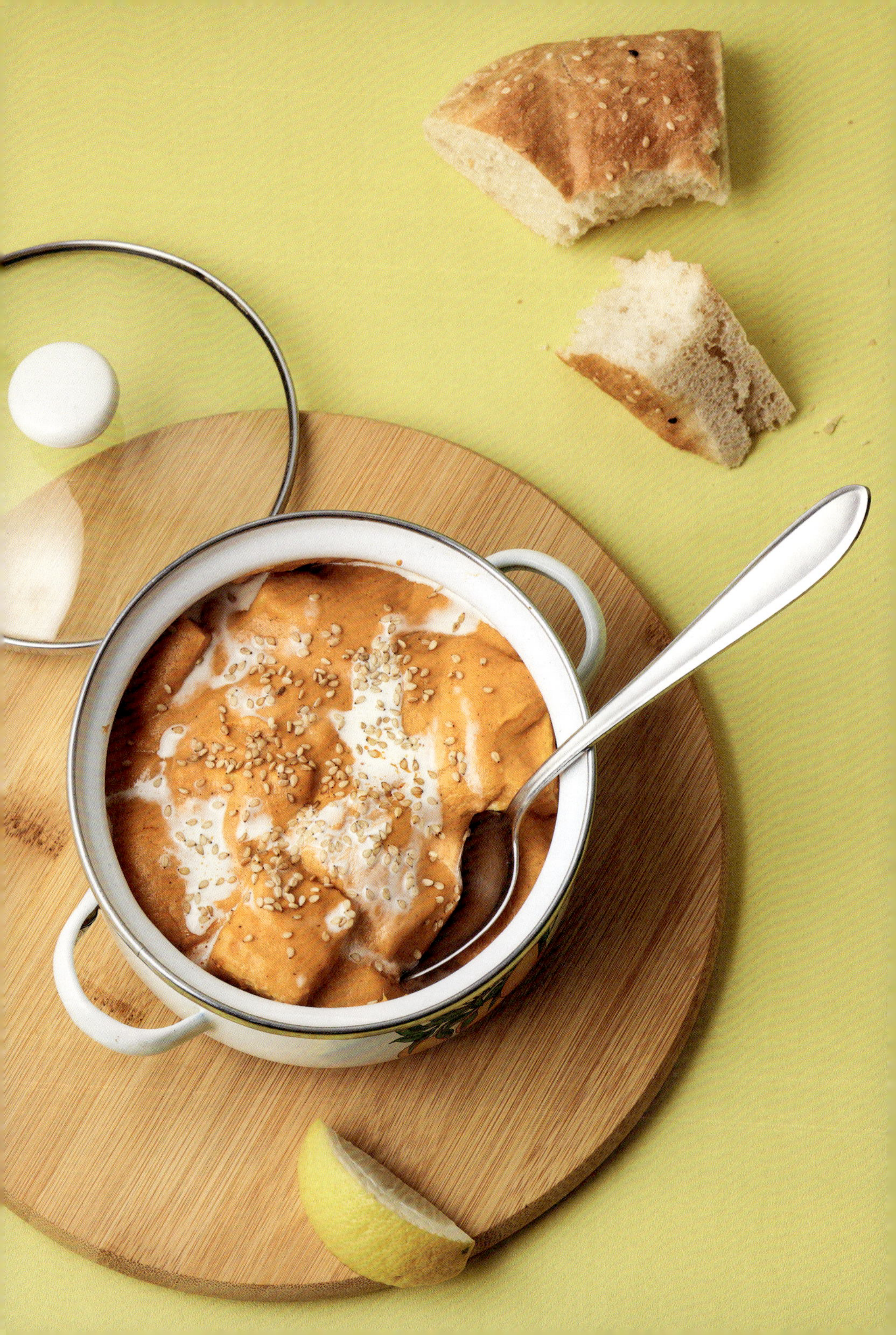

Butter-Tofu-Curry

Für 2 Portionen:

- 60 g Cashews
- 250 ml Pflanzendrink, ohne Zuckerzusatz
- ½ Bund frische Petersilie
- 1 kleine rote Zwiebel
- 2 Knoblauchzehen
- 2 große Tomaten
- 1 cm Ingwerknolle
- 2 TL Currypulver
- 1 TL Garam-Masala-Gewürzmischung
- 1 TL Dattelsirup
- 1 EL Sojasoße
- 1 TL Jod-Selen-Salz
- 400 g Tofu
- 2 EL pflanzliche Butter
- etwas pflanzliche Sahne zum Garnieren
- Zitronensaft zum Garnieren
- Sesam zum Garnieren
- 1 Fladenbrot

So wird's gemacht:

1. Für die Butter-Curry-Soße **60 g Cashews** mit kochendem Wasser übergießen und 15 Minuten ziehen lassen.
2. Dann das Wasser abschütten. Die Cashews gemeinsam mit **250 ml Pflanzendrink, ½ Bund Petersilie, 1 roten Zwiebel, 2 Knoblauchzehen, 2 Tomaten, 1 cm Ingwer, 2 TL Currypulver, 1 TL Garam Masala, 1 TL Dattelsirup, 1 EL Sojasoße** und **1 TL Salz** pürieren, bis eine glatte Soße entsteht.
3. **400 g Tofu** in etwas größere Würfel (etwa 2 cm Kantenlänge) schneiden und in einer großen Pfanne mit **2 EL Butter** anbraten, bis er goldbraun ist. Dann den Tofu mit der Soße ablöschen. Das Ganze köcheln lassen, bis die Soße leicht andickt.
4. Das Butter-Tofu-Curry mit **etwas Sahne**, **Zitronensaft** und **Sesam** toppen und mit **Fladenbrot** servieren.

Das Butter-Tofu-Curry ist an das berühmte indische Gericht Butter Chicken angelehnt.

Statt Sahne und einem Huhn enthält die vegane Version magnesiumreiche Cashews und eisenreichen Tofu.

Nährwerte pro Portion:
630 Kalorien /// 54 g Kohlenhydrate /// 30 g Fett /// 43 g Protein

Zubereitungszeit: 25 Minuten

Quinoa-Kürbis-One-Pot

Für 4 Portionen:

- 1 Hokkaido-Kürbis
- 1 große Zwiebel
- 2 Knoblauchzehen
- 1 Bund Petersilie
- 2 EL Olivenöl
- 1 EL rote Currypaste
- 100 g rote Linsen, getrocknet und gewaschen
- 100 g Quinoa tricolore, gewaschen
- 400 ml Kokosmilch (Konserve)
- 500 ml Gemüsebrühe
- 1 TL Jod-Selen-Salz
- etwas schwarzer Pfeffer
- Kürbiskerne zum Garnieren (1 EL pro Portion)

So wird's gemacht:

1. **1 Kürbis** waschen, halbieren, entkernen und in kleine Würfelchen schneiden. **1 Zwiebel** und **2 Knoblauchzehen** abziehen und ebenfalls würfeln. **1 Bund Petersilie** waschen und klein hacken.
2. Die Zwiebeln und den Knoblauch in einem hohen Topf mit **2 EL Olivenöl** andünsten, bis die Zwiebeln glasig geworden sind. Nun **1 EL rote Currypaste** hinzufügen und weitere 2 Minuten andünsten.
3. Die Kürbisstücke, **100 g Linsen**, **100 g Quinoa**, **400 ml Kokosmilch**, **500 ml Gemüsebrühe**, **1 TL Salz** und **etwas Pfeffer** hinzufügen. Alles gut umrühren und aufkochen lassen. Etwa 20 Minuten köcheln, bis alle Komponenten gar sind.
4. Vor dem Servieren das Gericht mit der gehackten Petersilie und **1 EL Kürbiskernen** pro Teller garnieren.

In diesem One-Pot-Gericht machen sich auch andere Kürbissorten gut.

Der Vorteil von Hokkaido-Kürbis ist, dass er nicht geschält werden muss. Gleiches gilt übrigens für den flachen Patisson-Kürbis und den Butternut-Kürbis (wenn man ihn lang genug kocht). Kürbisse sind perfekte Lieferanten für Beta-Carotin, B-Vitamine und Kalium.

Nährwerte pro Portion:
449 Kalorien
41 g Kohlenhydrate
26 g Fett
14 g Protein

Zubereitungszeit:
30 Minuten

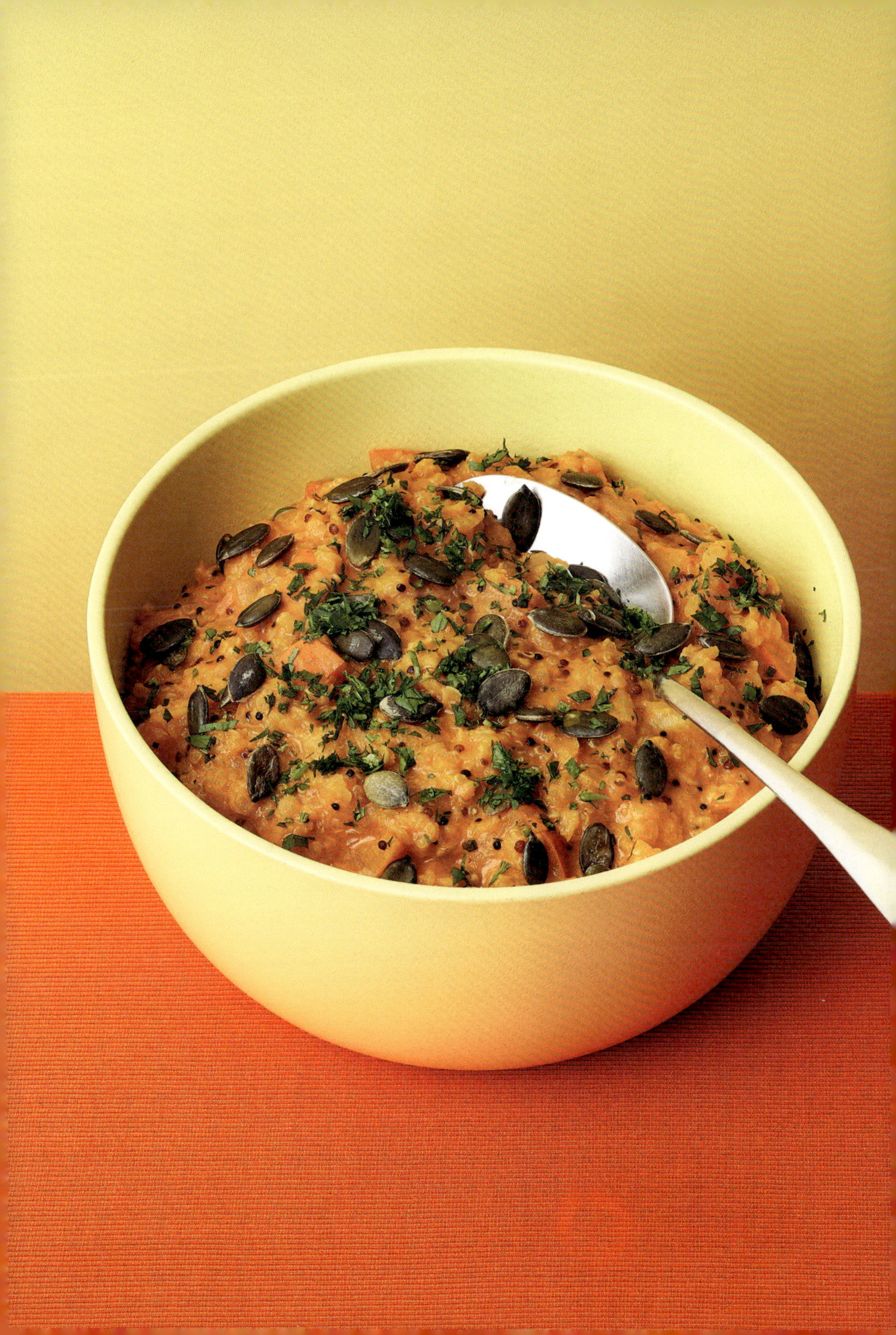

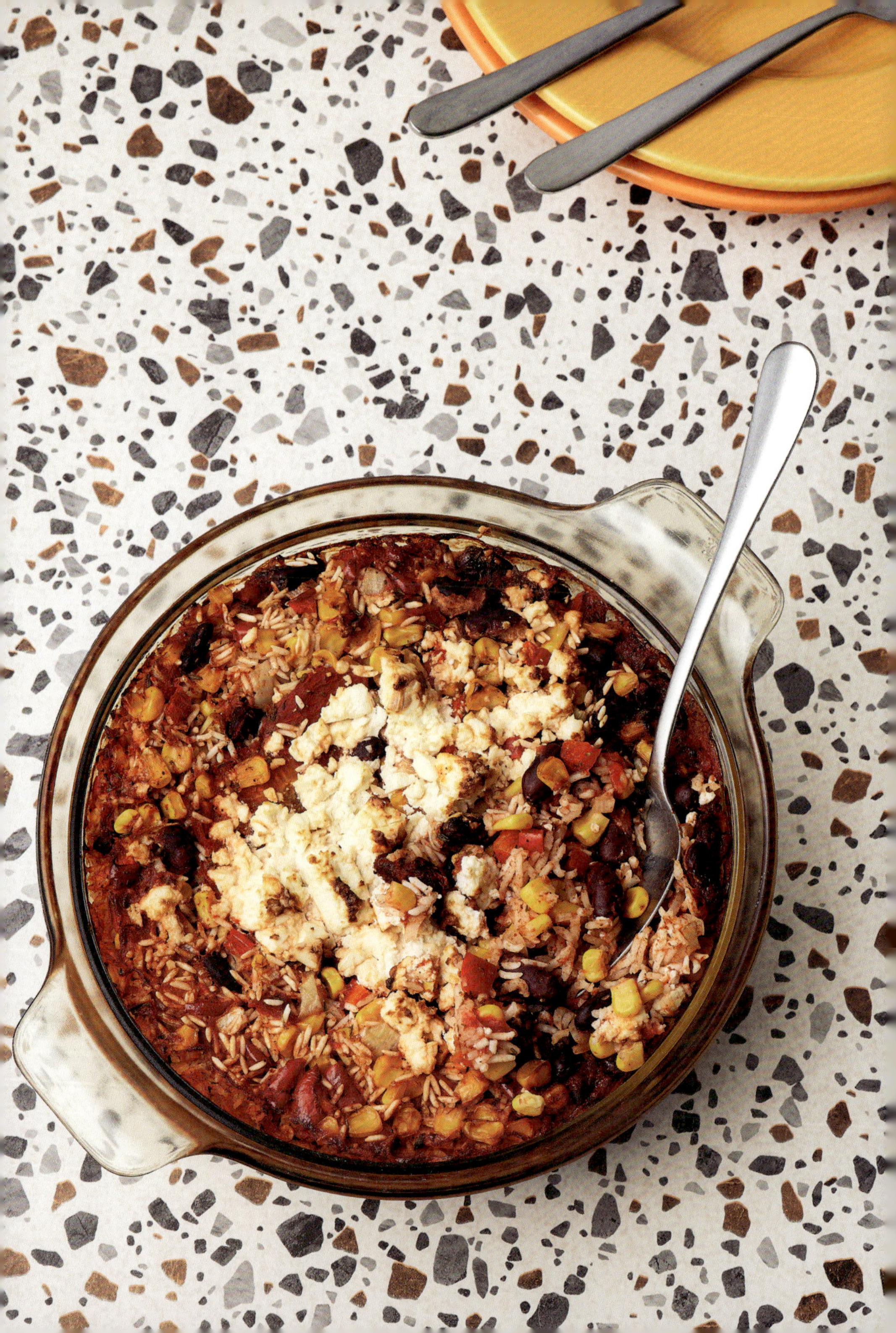

Gebackener Feta-Reis-Auflauf

Für 4 Portionen:

- 1 große Zwiebel
- 1 rote Paprika
- 125 g Basmatireis
- 250 g Kidneybohnen, gegart
- 250 g Mais (Konserve)
- 400 g stückige Tomaten (Konserve)
- 350 ml Gemüsebrühe
- 1 TL Thymian, getrocknet
- 1 TL Oregano, getrocknet
- ½ TL Jod-Selen-Salz
- 1 TL Dattelsirup
- 1 Packung vegane Fetaalternative

So wird's gemacht:

1. Ofen auf 200 °C Umluft vorheizen.
2. **1 Zwiebel** schälen und würfeln. **1 Paprika** waschen und ebenfalls in Würfel schneiden. **125 g Reis** waschen.
3. Die Zwiebel- und Paprikastücke sowie den Reis mit **250 g Kidneybohnen, 250 g Mais, 400 g stückigen Tomaten, 350 ml Gemüsebrühe, 1 TL Thymian, 1 TL Oregano, ½ TL Salz** und **1 TL Dattelsirup** in eine Auflaufform geben und vermengen. **1 Packung Fetaalternative** in der Mitte platzieren. Den Auflauf etwa 30 Minuten backen. Vor dem Servieren noch mal alles vermischen.

Beim Reis muss es nicht immer Vollkorn sein: In diesem Rezept habe ich zur Zeitersparnis die geschälte (weiße) Variante von Basmatireis gewählt. Vollkorn-Basmatireis schmeckt nussiger und enthält etwas mehr Mikronährstoffe (die stecken in der Schale) – hat aber eine deutlich längere Kochzeit. Wenn du große Mengen auf einmal vorkochst und/oder einen Reiskocher verwendest, macht die gesündere Variante natürlich Sinn.

Nährwerte pro Portion:
459 Kalorien
67 g Kohlenhydrate
11 g Fett
22 g Protein

Zubereitungszeit:
10 Minuten

Backzeit:
30 Minuten

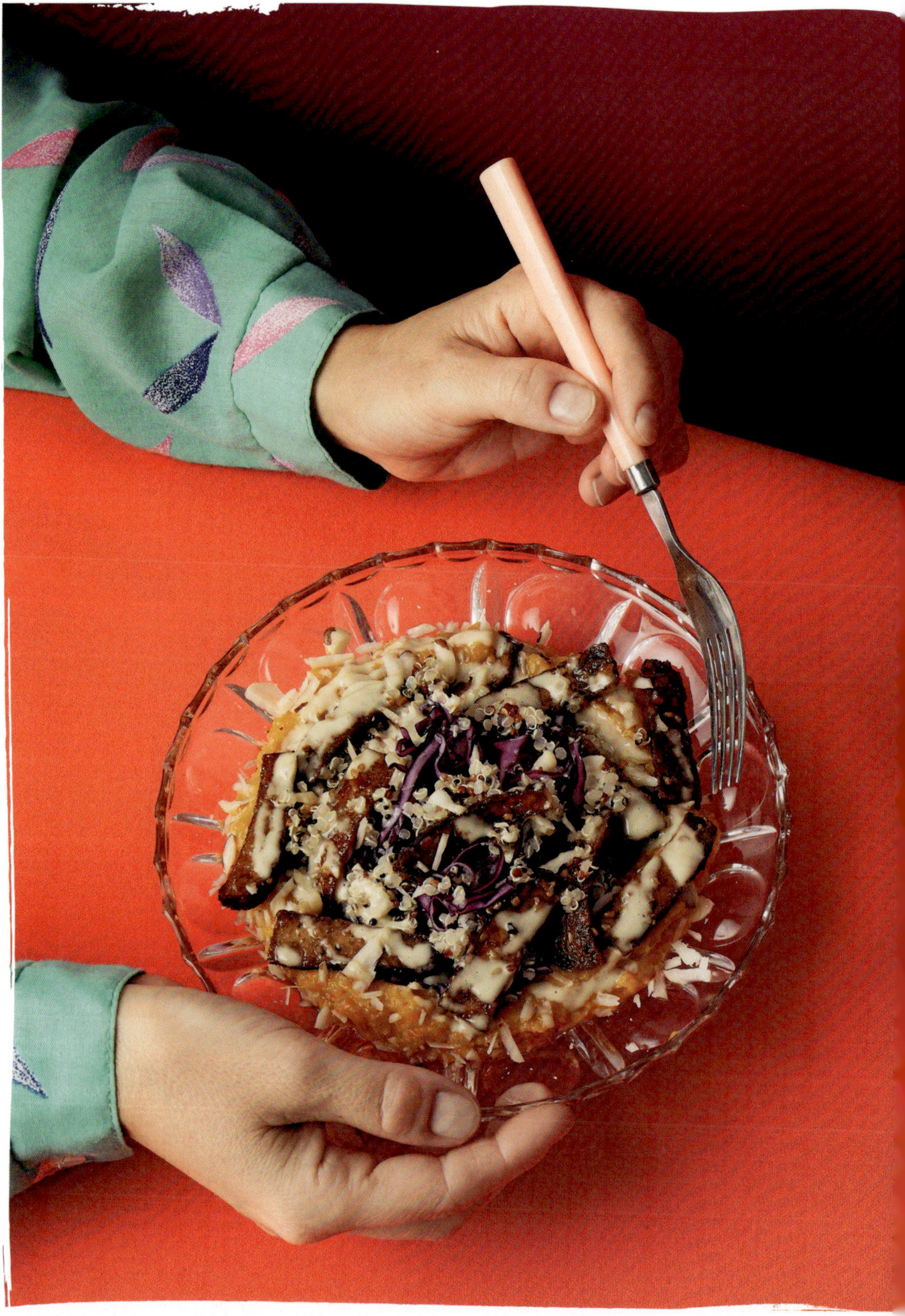

Bowls UND SALATE

→ Gemüse- und Salatbowls sind nicht nur schnell gemacht, sondern auch eine tolle Möglichkeit, um Reste aus dem Kühlschrank aufzubrauchen. Ganz wichtig: Je bunter die Bowl, desto leckerer und gesünder ist sie.

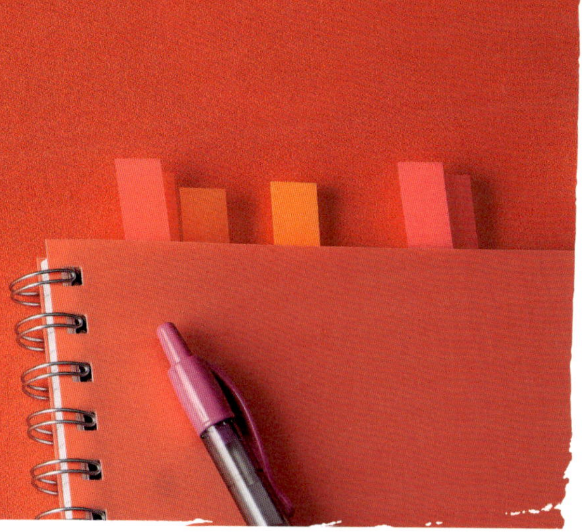

Caesar Salad mit knusprigem Cornflakestofu

Für 1 Portion:

- 1 mittelgroßer Kopf Romanasalat
- ¼ Gurke
- 5 Kirschtomaten
- 100 g Tofu, Natur
- 50 g Vollkornmehl
- ½ TL + etwas Jod-Selen-Salz
- etwas schwarzer Pfeffer
- ½ TL Paprikapulver
- 125 ml Sojadrink, ohne Zuckerzusatz
- 8 EL Cornflakes, ohne Zuckerzusatz
- 2 EL Olivenöl
- 25 g Cashews
- 50 ml Wasser
- 1 EL Zitronensaft
- 1 TL Senf
- 1 TL Ahornsirup
- ½ TL vegane Worcestershiresoße
- ½ Norialgenblatt
- ½ TL Knoblauchpulver
- 1 EL veganer Parmesan, gehobelt

So wird's gemacht:

1. **1 Romanasalatkopf**, **¼ Gurke** und **5 Tomaten** waschen und in mundgerechte Stücke schneiden.
2. Für den Cornflakestofu **100 g Tofu** durch Pressen von seiner Restflüssigkeit befreien und dann in daumendicke Scheiben schneiden. **50 g Mehl** mit **etwas Salz** und **Pfeffer** sowie **½ TL Paprikapulver** vermengen. Diese Mehlmischung mit **125 ml Sojadrink** zu einem Teig verquirlen. **8 EL Cornflakes** mit der Hand zerkrümeln. Den Tofu nun zuerst in dem Teig wälzen und dann mit den Cornflakes ummanteln.
3. **2 EL Olivenöl** in einer Pfanne erhitzen und die Tofustücke darin von beiden Seiten goldbraun anbraten.
4. Für das Dressing in einem Mixer **25 g Cashews, 50 ml Wasser, 1 EL Zitronensaft, 1 TL Senf, 1 TL Ahornsirup, ½ TL Worcestershiresoße, ½ Norialgenblatt, ½ TL Knoblauchpulver** und **½ TL Salz** zu einer cremigen Soße pürieren.
5. In einer Bowl den Romanasalat mit den Gurken, Tomaten und dem Dressing anrichten und mit dem Cornflakestofu und **1 EL veganem Parmesan** toppen.

Wähle öfter dunkelgrünen oder roten Blattsalat statt hellgrüne Salatsorten wie den Eisbergsalat. Je nach Sorte enthalten sie nämlich mehr Beta-Carotin, B-Vitamine, Vitamin C, K und E sowie Kalium, Calcium und Magnesium.

Nährwerte pro Portion:
724 Kalorien /// 59 g Kohlenhydrate /// 39 g Fett /// 31 g Protein

Zubereitungszeit: 25 Minuten

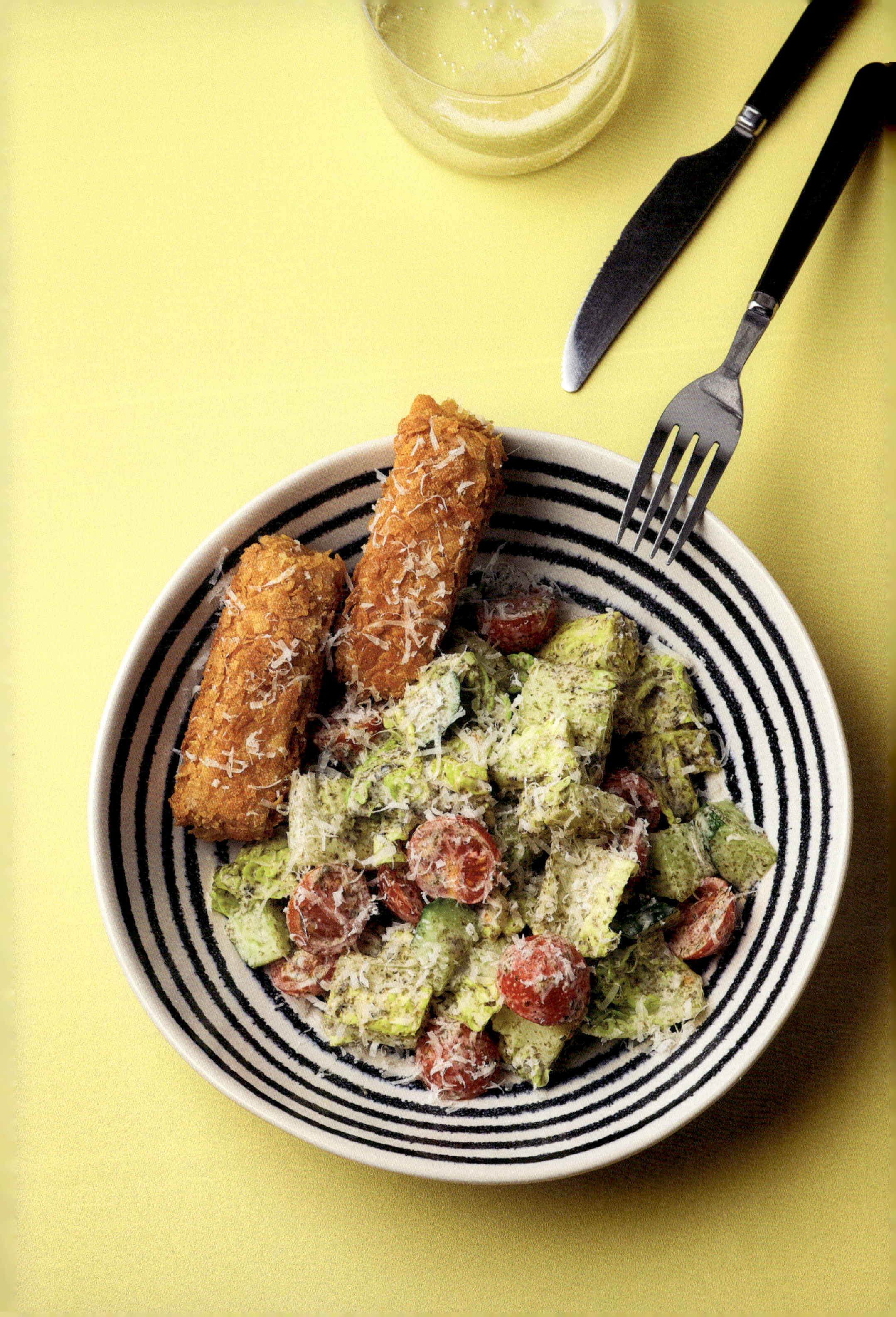

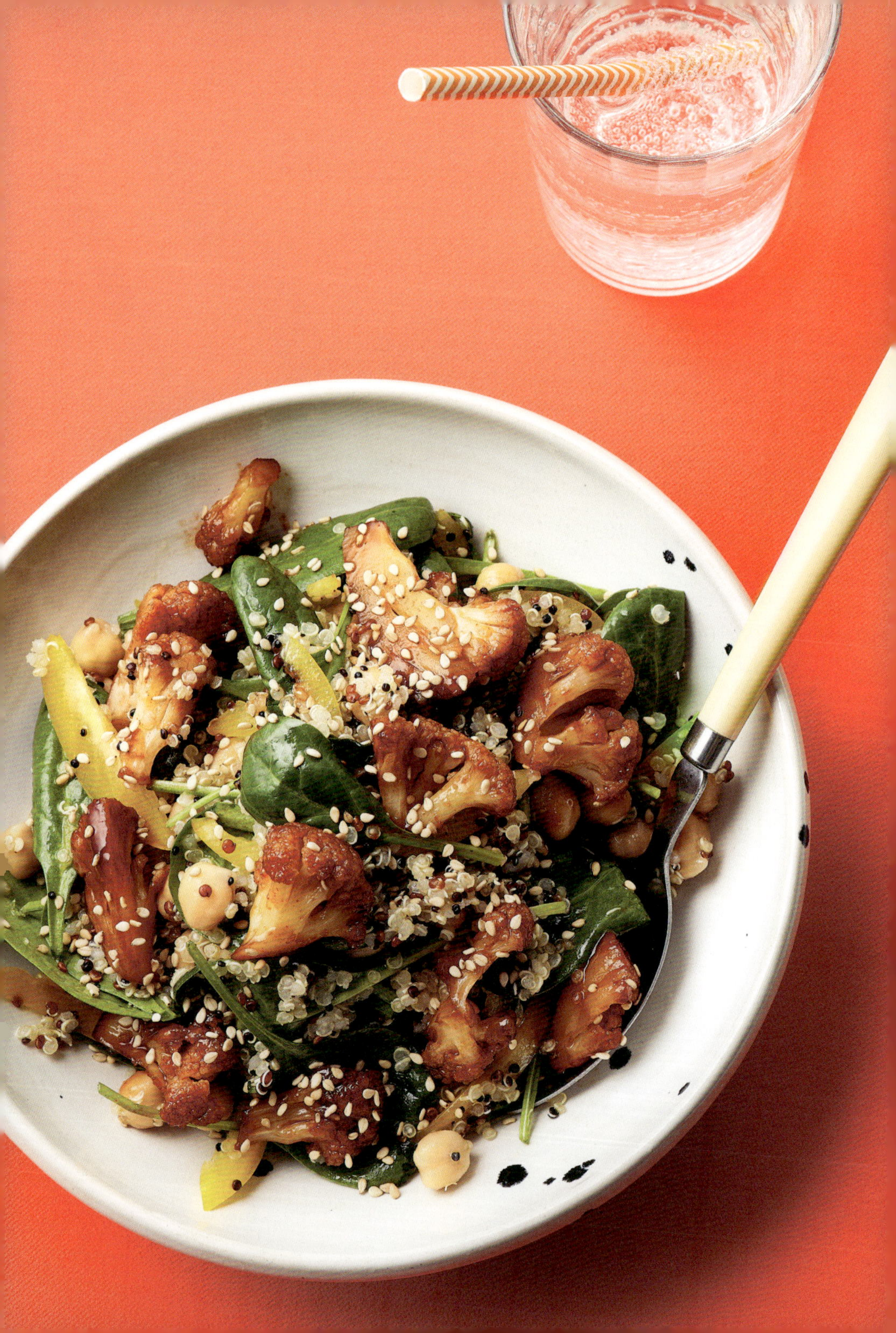

Bunte Quinoa-Bowl mit Sticky Cauliflower

Für 1 Portion:

50 g Quinoa tricolore

200 g frischer Blumenkohl

1 Knoblauchzehe

25 g Tomatenmark

1 TL Misopaste

1 EL Sojasoße

1 TL Ahornsirup

4 EL Wasser

40 g Babyspinat

½ gelbe Paprika

1 EL Leinöl, angereichert mit DHA/EPA

1 TL Apfelessig

etwas Jod-Selen-Salz und schwarzer Pfeffer

60 g Kichererbsen, gegart

1 TL Sesam

Nährwerte pro Portion:
450 Kalorien
54 g Kohlenhydrate
16 g Fett
21 g Protein

Zubereitungszeit:
25 Minuten

So wird's gemacht:

1. **50 g Quinoa** nach Packungsanweisung in gesalzenem Wasser kochen.
2. **200 g Blumenkohl** waschen und mundgerechte Rösschen abtrennen. Einen kleinen Topf mit Salzwasser zum Kochen bringen und den Blumenkohl darin für 4 Minuten kochen, dann das Kochwasser wegschütten und den Blumenkohl zurück in den Topf geben.
3. **1 Knoblauchzehe** schälen und fein reiben. Den geriebenen Knoblauch mit **25 g Tomatenmark**, **1 TL Misopaste**, **1 EL Sojasoße**, **1 TL Ahornsirup** und **4 EL Wasser** zu einer Soße vermischen.
4. Die Soße zum gekochten Blumenkohl in den Topf geben. Für den Sticky Cauliflower beides miteinander vermengen und köcheln lassen, bis das Wasser verdampft ist.
5. Währenddessen **40 g Babyspinat** und **½ Paprika** waschen. Die Paprika in Streifen schneiden und den Babyspinat grob zerteilen.
6. **1 EL Leinöl** mit **1 TL Apfelessig** und **etwas Salz** und **Pfeffer** zu einem Dressing vermischen.
7. Das Quinoa, den Babyspinat, die Paprika und **60 g Kichererbsen** in einer Bowl drapieren und mit dem Dressing vermischen. Den Sticky Cauliflower obendrauf geben und mit **1 TL Sesam** toppen.

Kreuzblütengewächse wie Blumenkohl, Brokkoli, Weißkohl, Rotkohl, Grünkohl, Wirsing und Pak Choi sind wichtige Lebensmittel in der veganen Ernährung. Dank Calcium und Vitamin K tragen sie zur Knochengesundheit bei.

Naked Burrito Bowl

Für 1 Portion:

- 60 g Vollkorn-Basmatireis
- 100 g Tofu, Natur
- 1 EL Olivenöl
- 1 TL + ½ TL mexikanische Gewürzmischung
- 1 kleine rote Zwiebel
- 1 große Tomate
- ½ Avocado
- 2 EL frischer Koriander
- 100 g pflanzlicher Joghurt, ohne Zuckerzusatz
- 1 EL Limettensaft
- etwas Jod-Selen-Salz und schwarzer Pfeffer
- 100 g schwarze Bohnen, gegart

So wird's gemacht:

1. **60 g Reis** nach Packungsanweisung in Salzwasser kochen.
2. Währenddessen **100 g Tofu** mit einer Gemüsereibe kleinreiben und mit **1 EL Olivenöl** und **1 TL mexikanische Gewürzmischung** vermengen.
3. **1 rote Zwiebel** abziehen und in kleine Würfel hacken. Dann die Zwiebelstücke gemeinsam mit dem gewürzten Tofu in einer Pfanne anbraten, bis der Tofu knusprig wird.
4. **1 Tomate** waschen und würfeln. **½ Avocado** von der Schale befreien und ebenfalls würfeln. **2 EL Koriander** hacken.
5. Ein Joghurtdressing aus **100 g Joghurt**, **1 EL Limettensaft** und **½ TL mexikanische Gewürzmischung** zusammenrühren und mit **Salz** und **Pfeffer** abschmecken.
6. In einer Bowl den gekochten Reis mit dem Tofu, dem Gemüse und **100 g schwarzen Bohnen** platzieren. Die Bowl mit dem Joghurtdressing und dem Koriander toppen.

Mit einer Naked Burrito Bowl spart man sich das lästige Einrollen der Burritofüllung in einen Weizenfladen.

Stattdessen wird die Füllung einfach mit der Soße in eine große Bowl gegeben. Werde kreativ und befülle deine Bowl mit Gemüseresten aus dem Kühlschrank, mit verschiedensten gegarten Hülsenfrüchten und mit Salaten!

Nährwerte pro Portion:
633 Kalorien
79 g Kohlenhydrate
20 g Fett
32 g Protein

Zubereitungszeit:
35 Minuten

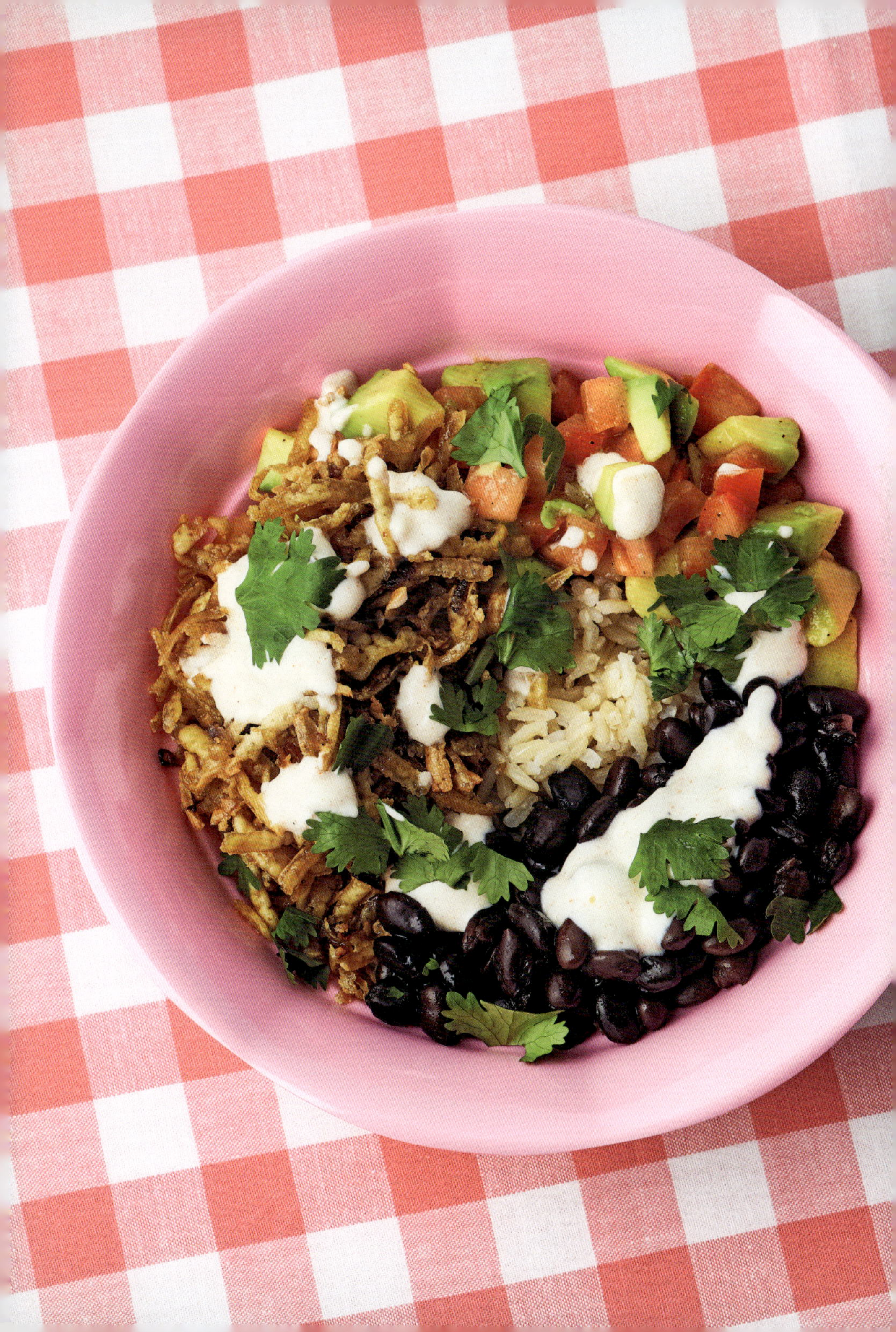

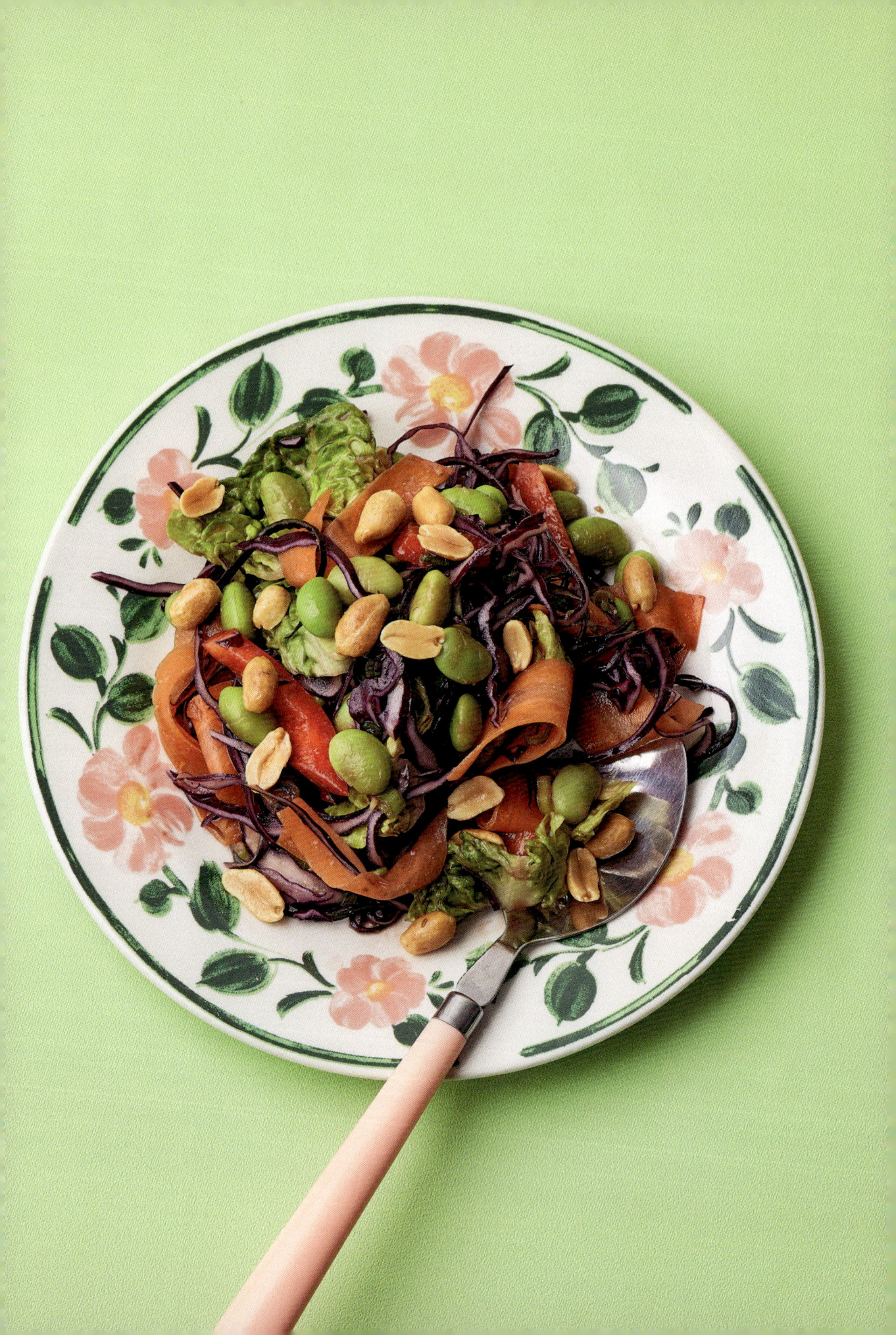

Edamame-Erdnuss-Salat

Für 1 Portion:

- 200 g Edamamebohnen, geschält (TK)
- 1 kleiner Romanasalatkopf
- 1 kleine rote Paprika
- 50 g Gurke
- 1 Frühlingszwiebel
- 1 kleine Karotte
- 50 g Rotkohl
- 15 g Erdnüsse, geröstet, ungesalzen
- 1 EL Erdnussmus, ohne Zusätze
- 2 EL Limettensaft
- 1 TL Ahornsirup
- 2 TL Sojasoße
- ½ TL Ingwer, gerieben

Nährwerte pro Portion:
581 Kalorien
51 g Kohlenhydrate
27 g Fett
36 g Protein

Zubereitungszeit:
20 Minuten

So wird's gemacht:

1. **200 g Edamamebohnen** in einem Topf mit kochendem, gesalzenem Wasser für 4 Minuten kochen. Dann abseihen und abkühlen lassen.
2. Das Gemüse waschen. **1 Romanasalat**, **1 Paprika** und **50 g Gurke** in mundgerechte Stücke, **1 Frühlingszwiebel** in feine Ringe schneiden. **1 Karotte** und **50 g Rotkohl** in Streifen hobeln. **15 g Erdnüsse** grob hacken.
3. Für das Erdnussdressing **1 EL Erdnussmus**, **2 EL Limettensaft**, **1 TL Ahornsirup**, **2 TL Sojasoße** und **½ TL Ingwer** kräftig miteinander verrühren.
4. Alle vorbereiteten Zutaten mit dem Erdnussdressing in einer großen Schüssel vermischen und servieren.

Die grünen Edamamebohnen sind nichts anderes als Sojabohnen, die unreif geerntet wurden.

In asiatischen Restaurants gibt es sie oft – noch in ihrer Hülse – als Vorspeise. Ich serviere sie auch gerne als Snack an Netflixabenden, entweder nur mit Salz oder auch mit Chiliflocken. Man bekommt sie mit oder ohne ihre nicht-essbare Hülse mittlerweile in der TK-Abteilung vieler großer Lebensmittelgeschäfte.

Süßkartoffel-Mash-Bowl

Für 1 Portion:

1 kleine Süßkartoffel

1 TL Misopaste

4 EL Pflanzendrink

50 g Quinoa tricolore

70 g Räuchertofu

1 TL Sesamöl aus geröstetem Sesam

1 TL Sojasoße

50 g Rotkohl

1 TL Apfelessig

etwas Jod-Selen-Salz und schwarzer Pfeffer

1 EL Tahini

2 EL Wasser

1 EL Zitronensaft

1 TL Leinöl- oder Mikroalgenöl

1 TL Ahornsirup

2 Paranüsse

Nährwerte pro Portion:
771 Kalorien
95 g Kohlenhydrate
28 g Fett
29 g Protein

Zubereitungszeit:
25 Minuten

So wird's gemacht:

1. **1 Süßkartoffel** schälen und in kleine Würfel schneiden. Die Süßkartoffelwürfel in einem Topf mit kochendem, gesalzenem Wasser für etwa 10 Minuten kochen, bis sie gar sind. Dann mit **1 TL Misopaste** und **4 EL Pflanzendrink** zu einem Brei zerstampfen.
2. Währenddessen **50 g Quinoa** nach Packungsanweisung in einem Topf mit gesalzenem Wasser gar kochen.
3. **70 g Räuchertofu** in Streifen schneiden und in einer Pfanne mit **1 TL Sesamöl** knusprig anbraten. Mit **1 TL Sojasoße** ablöschen.
4. **50 g Rotkohl** zu feinen Streifen schreddern. Die Rotkohlstreifen zusammen mit **1 TL Apfelessig** und **etwas Salz** und **Pfeffer** mit den Händen massieren, bis sie weicher werden.
5. Für das Tahini-Dressing **1 EL Tahini**, **2 EL Wasser**, **1 EL Zitronensaft**, **1 TL Lein-/Mikroalgenöl** und **1 TL Ahornsirup** kräftig miteinander verrühren und nach Geschmack **salzen** und **pfeffern**.
6. Den Süßkartoffelbrei auf einem Teller verteilen. Den Rotkohlsalat, das Quinoa sowie den gebratenen Tofu daraufgeben. **2 Paranüsse** grob hacken und darüberstreuen. Zum Schluss mit dem Dressing toppen.

In diesem Gericht ist die Süßkartoffel der sättigende Kohlenhydratlieferant.

Quinoa, Tofu und Tahini sorgen für Protein und Eisen, während Rotkohl mit viel Calcium glänzt. Die Paranüsse enthalten das kritische Spurenelement Selen.

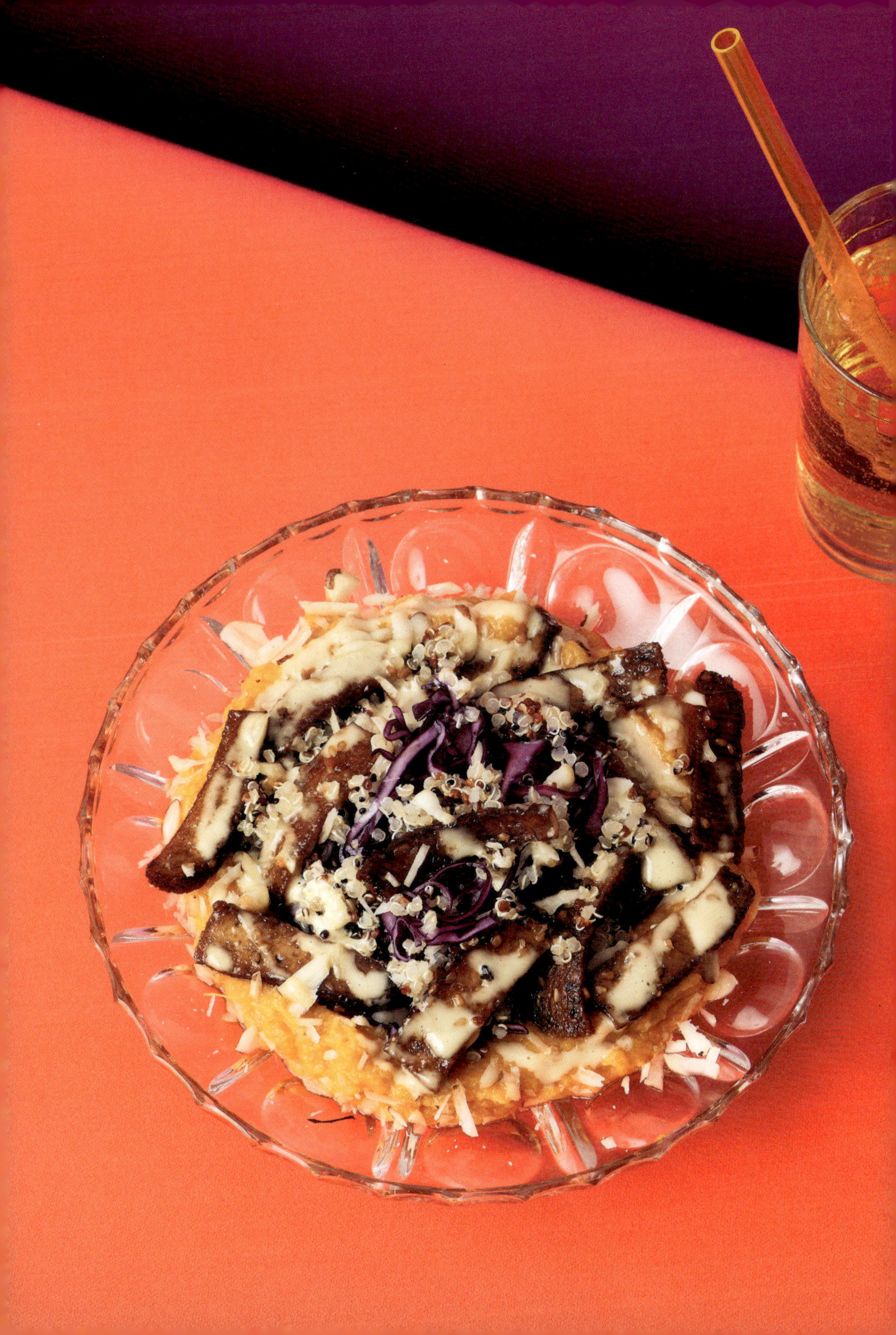

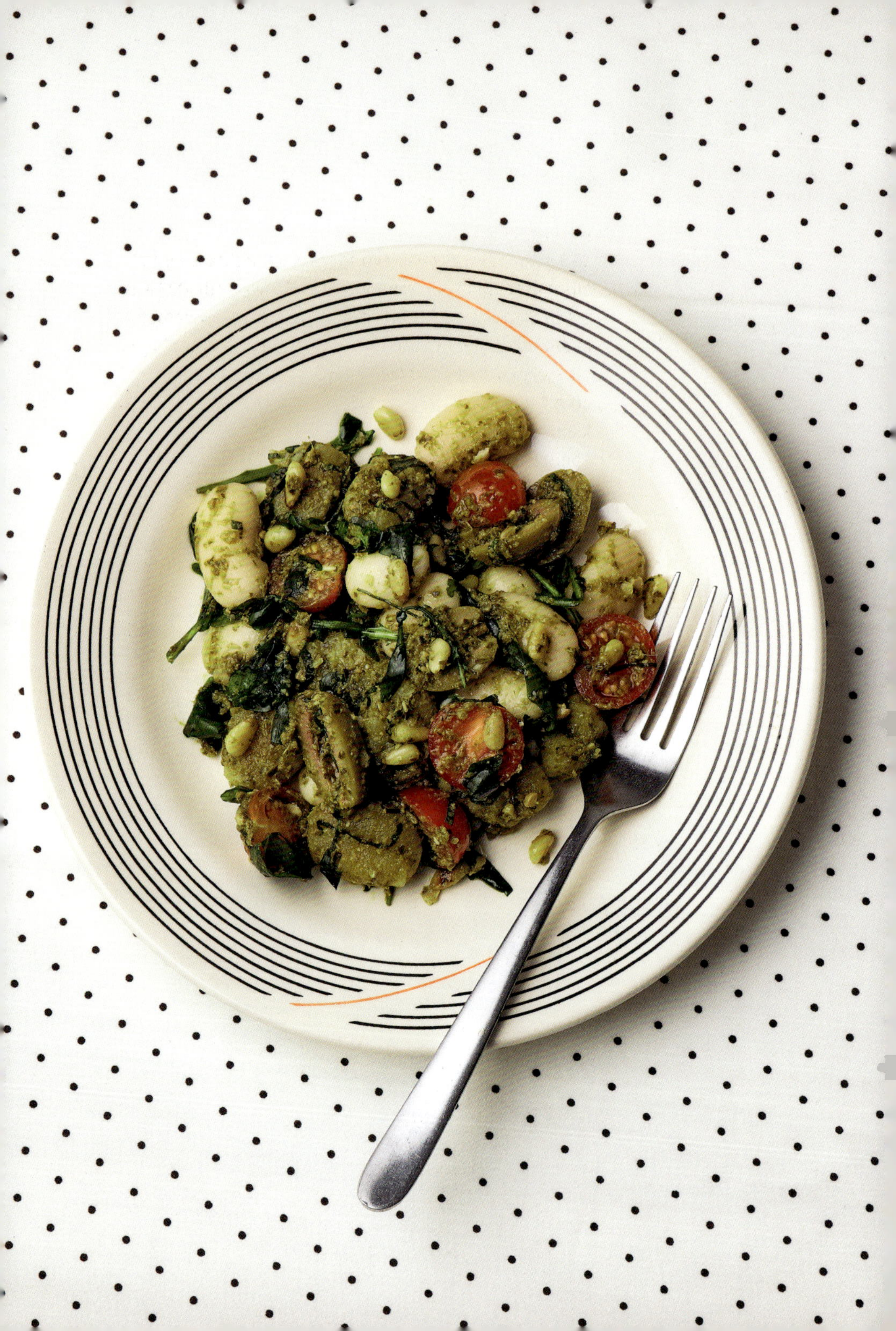

Gnocchi-Pesto-Salat

Für 1 Portion:

- 200 g Gnocchi
- 1 TL Olivenöl
- 10 g Pinienkerne
- 20 g Rucola
- 5 Kirschtomaten
- 5 Oliven
- 10 Basilikumblätter
- 100 g weiße Bohnen, gegart
- 40 g veganes grünes Pesto
- etwas Jod-Selen-Salz und schwarzer Pfeffer

So wird's gemacht:

1. **200 g Gnocchi** nach Packungsanweisung garen und anschließend in einer Pfanne mit **1 TL Olivenöl** anbraten, bis sie etwas Farbe bekommen. Dann abkühlen lassen.
2. In einer Pfanne ohne Öl **10 g Pinienkerne** kurz anrösten, bis sie goldbraun werden.
3. **20 g Rucola** waschen und in mundgerechte Stücke zerkleinern. **5 Kirschtomaten** waschen und halbieren. **5 Oliven** ebenfalls halbieren. **10 Basilikumblätter** säubern und in feine Streifen hacken.
4. Nun alle Zutaten zusammen mit **100 g weißen Bohnen** und **40 g Pesto** in einer großen Schüssel vermengen und nach Geschmack **salzen** und **pfeffern**.

Dieser Pestosalat macht nicht nur satt, sondern ist auch schnell zubereitet.

Statt Gnocchi machen sich darin auch Nudeln, gebackene Kartoffeln oder geröstetes Brot als kohlenhydrathaltige Basis gut.

Nährwerte pro Portion:
709 Kalorien
81 g Kohlenhydrate
33 g Fett
16 g Protein

Zubereitungszeit:
20 Minuten

Sobanudel-Mango-Salat

Für 1 Portion:

- 60 g Sobanudeln
- 60 g Edamamebohnen, geschält (TK)
- ½ Mango
- ½ Avocado
- 1 kleine Karotte
- 2 Frühlingszwiebeln
- 1 EL Erdnüsse, geröstet und gesalzen
- 1 Norialgenblatt
- 1 Orange
- 1 TL Senf
- 1 TL Misopaste
- 1 TL Apfelessig
- ½ TL Knoblauchpulver
- etwas Jod-Selen-Salz und schwarzer Pfeffer
- 2 EL glatte Petersilie, gehackt

Nährwerte pro Portion:
715 Kalorien
95 g Kohlenhydrate
26 g Fett
27 g Protein

Zubereitungszeit:
20 Minuten

So wird's gemacht:

1. **60 g Sobanudeln** nach Packungsanweisung in einem Topf kochen. Etwa 3–4 Minuten vor Kochzeitende **60 g Edamamebohnen** mit ins Wasser geben. Dann das Wasser wegschütten und beides mit kaltem Wasser abspülen.
2. Währenddessen **½ Mango** sowie **½ Avocado** von ihren Schalen befreien und in mundgerechte Stücke schneiden. **1 Karotte** raspeln. **2 Frühlingszwiebeln** in längere Streifen schneiden. **1 EL Erdnüsse** grob hacken. **1 Norialgenblatt** in feine, kurze Streifen schneiden.
3. Für das Dressing den Saft von **1 Orange** auspressen und mit **1 TL Senf**, **1 TL Misopaste**, **1 TL Apfelessig**, **½ TL Knoblauchpulver**, **etwas Salz** und **Pfeffer** verrühren.
4. Nun alle vorbereiteten Zutaten zusammen mit **2 EL Petersilie** in einer Schüssel vermengen und servieren.

Als Soba werden Nudeln aus Buchweizen bezeichnet.

Sie kommen aus der japanischen Küche. Nicht jeder Hersteller verwendet allerdings 100 % Buchweizen – einige Produkte enthalten auch Weizen- oder andere Getreidesorten. Buchweizen ist ein Pseudogetreide und somit glutenfrei und proteinreich. Es enthält besonders viel der Aminosäure Lysin, die in einer unausgewogenen veganen Ernährung zu kurz kommen kann.

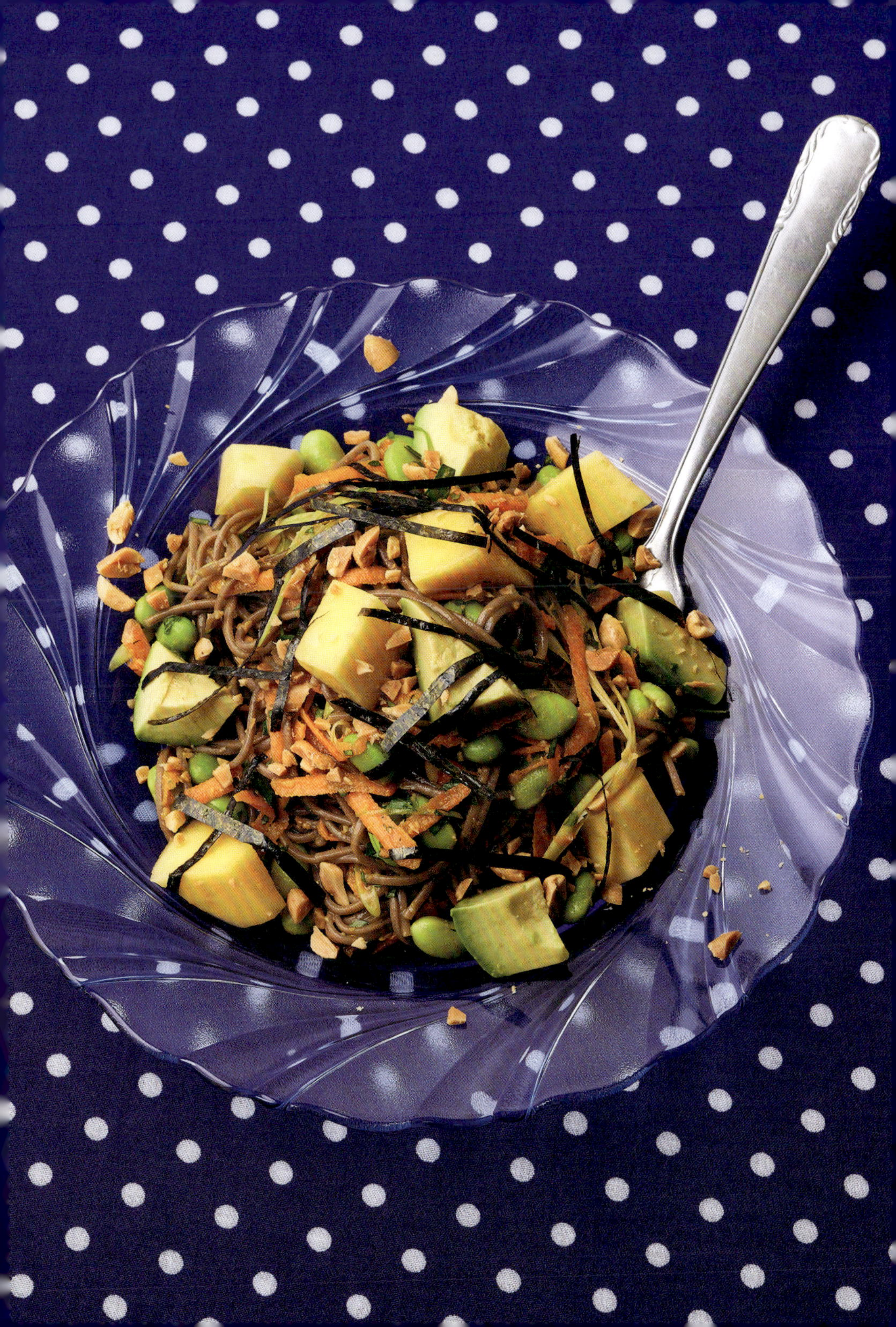

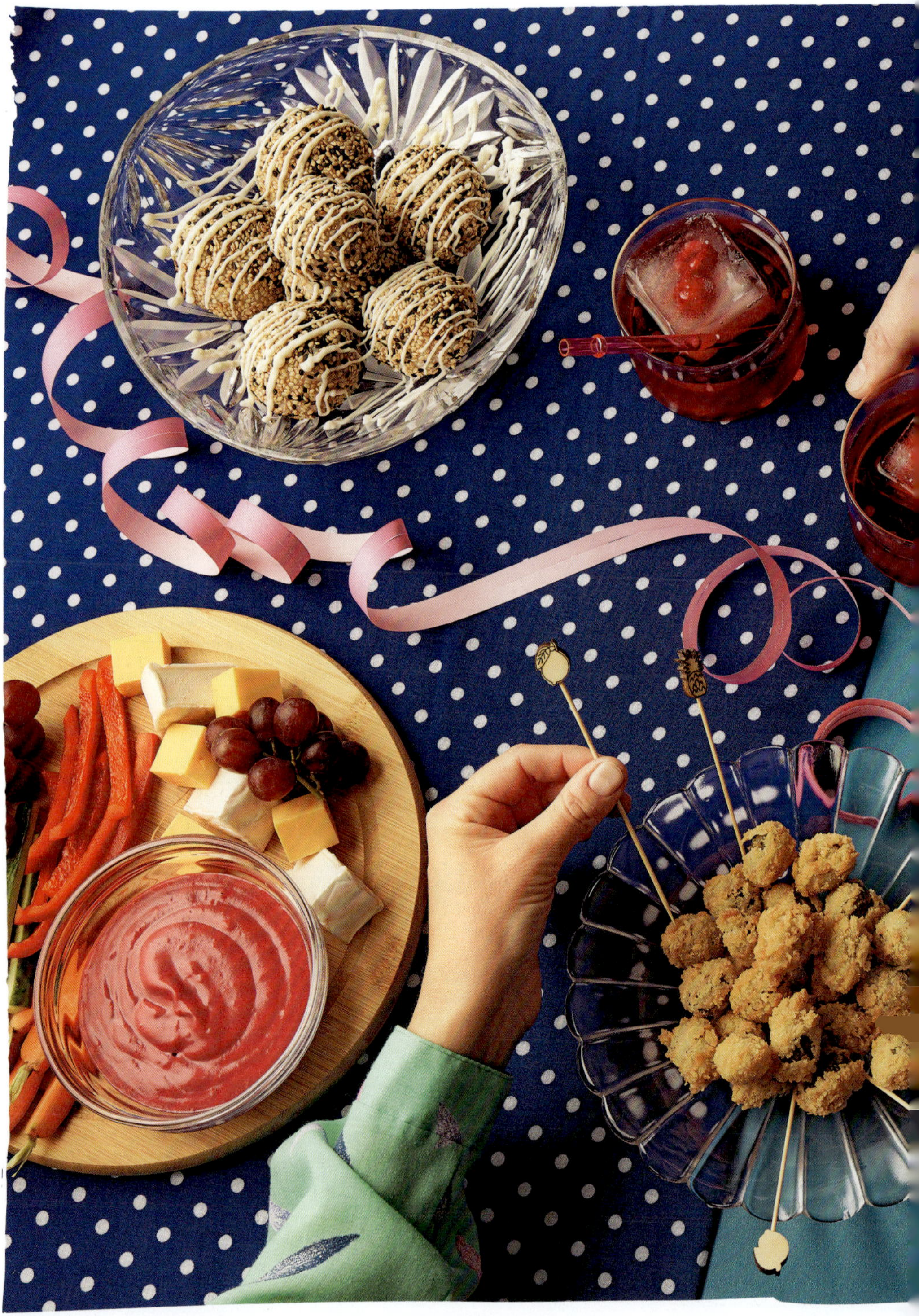

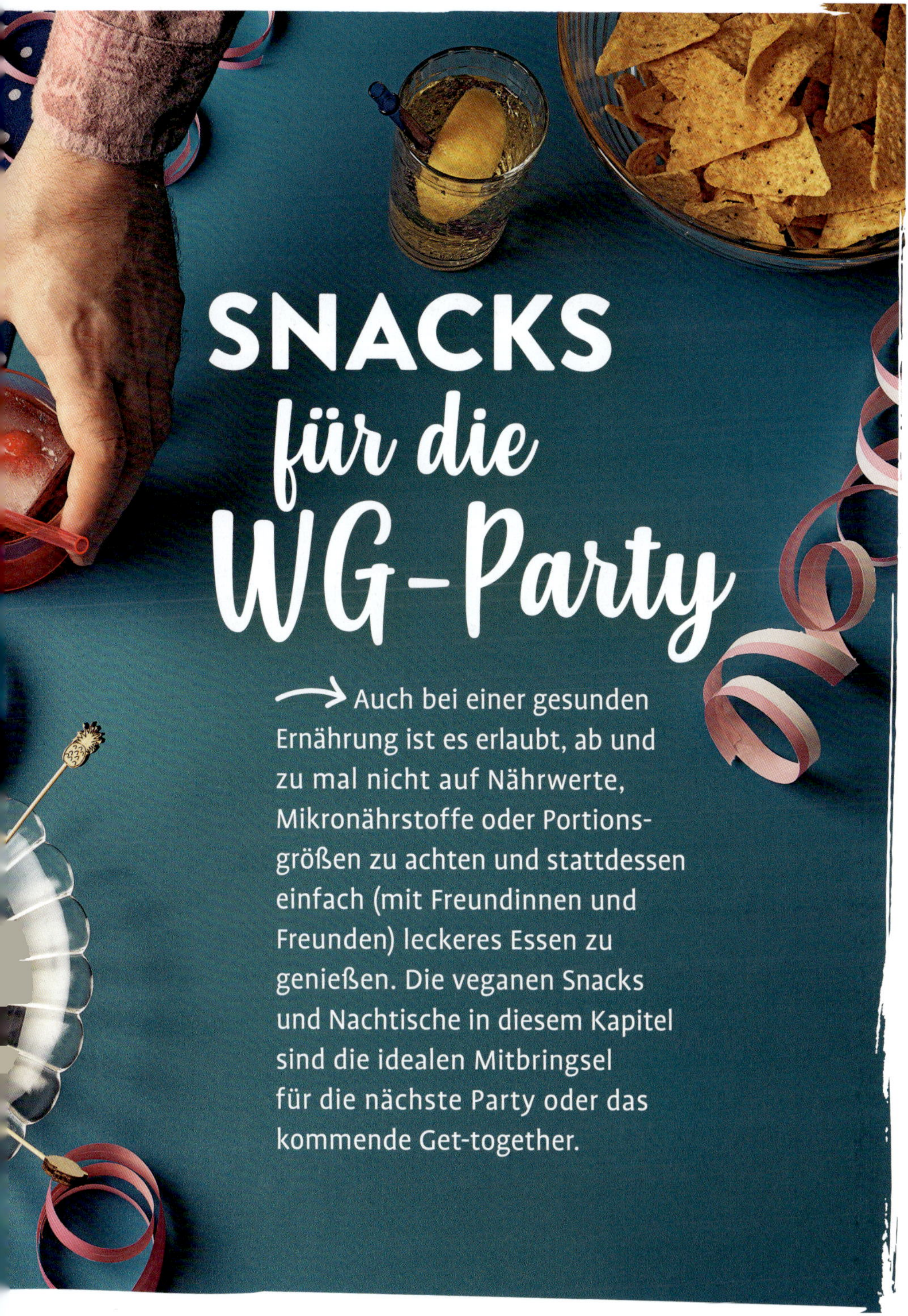

SNACKS für die WG-Party

→ Auch bei einer gesunden Ernährung ist es erlaubt, ab und zu mal nicht auf Nährwerte, Mikronährstoffe oder Portionsgrößen zu achten und stattdessen einfach (mit Freundinnen und Freunden) leckeres Essen zu genießen. Die veganen Snacks und Nachtische in diesem Kapitel sind die idealen Mitbringsel für die nächste Party oder das kommende Get-together.

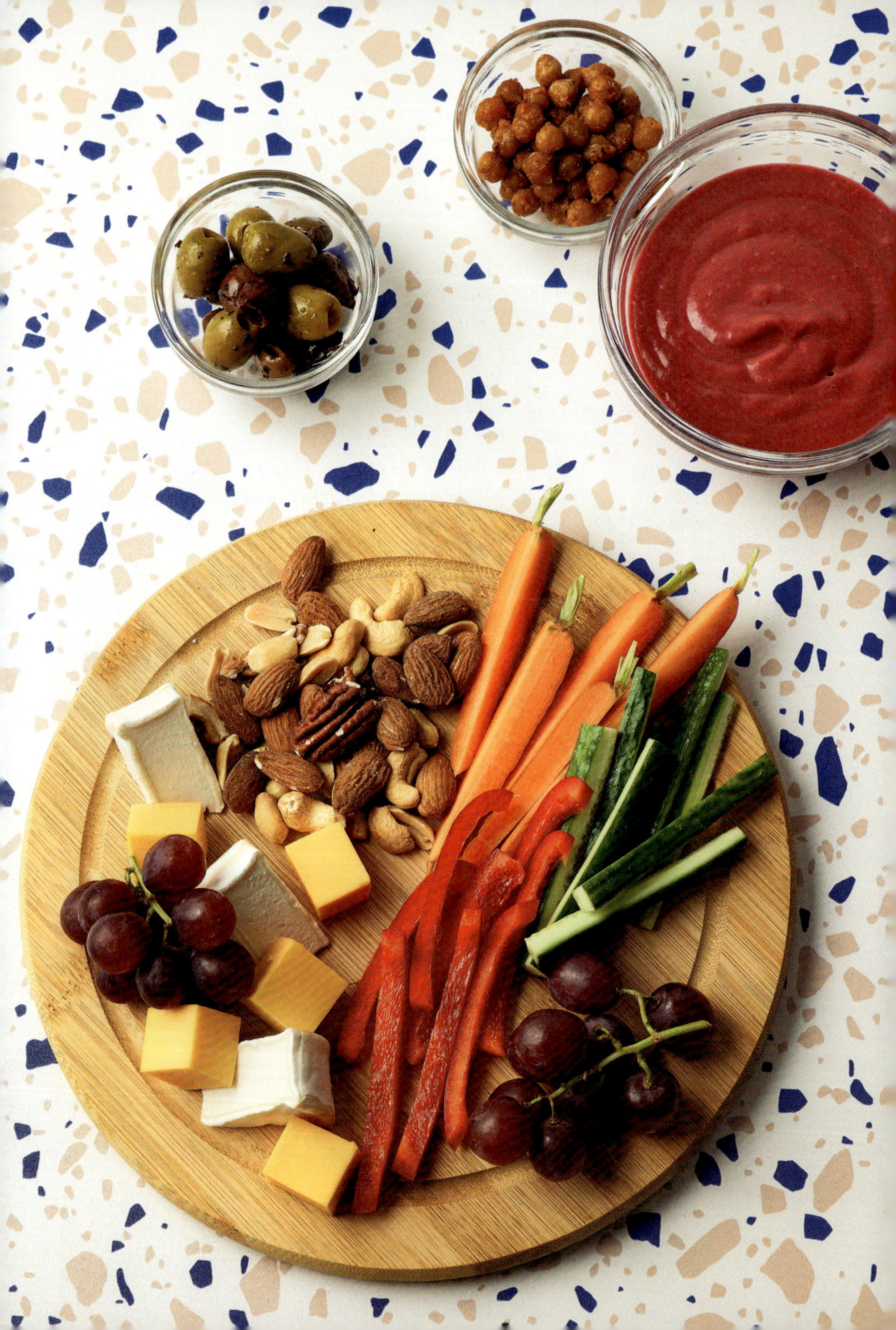

Veganes Charcuteriebrett

Für 4 Portionen:

- 200 g Trauben und Beeren nach Wahl
- 200 g Rohkostgemüse
- 1 veganer Camembert
- 1 Block veganer Gouda

Für die gerösteten Kichererbsen:

- 100 g Kichererbsen, gegart
- 1 TL Zitronensaft
- ½ TL Knoblauchpulver
- ½ TL Geröstete-Paprika-Pulver
- 1 TL Hefeflocken
- etwas Jod-Selen-Salz

Für den Rote-Beete-Dip:

- 2 Knollen Rote Beete, gegart
- 1 EL pflanzlicher Joghurt
- 1 EL Lein-/Algenöl
- 1 Knoblauchzehe
- 1 EL Zitronensaft
- 1 TL Ahornsirup
- ½ TL Jod-Selen-Salz

Weitere Snacks:

- 100 g Oliven
- 50 g vegane Cracker
- 50 g Nüsse, gemischt

So wird's gemacht:

1. **200 g Trauben und Beeren** und **200 g Rohkostgemüse** waschen. Rohkostgemüse in Stäbchenform schneiden.
2. **1 Camembert-** und **1 Goudaalternative** aufschneiden, zum Beispiel in Dreiecke oder in Würfel.
3. Für die gerösteten Kichererbsen **100 g Kichererbsen, 1 TL Zitronensaft, ½ TL Knoblauchpulver, ½ TL Geröstete-Paprika-Pulver, 1 TL Hefeflocken** und **etwas Salz** vermischen und auf einem Backblech verteilen. Bei 220 °C Ober-/Unterhitze für 20 Minuten im Backofen goldbraun rösten.
4. Für den Rote-Beete-Dip in einem Mixer **2 Knollen Rote Beete, 1 EL Joghurt, 1 EL Lein-/Algenöl, 1 Knoblauchzehe, 1 EL Zitronensaft, 1 TL Ahornsirup** und **½ TL Salz** zu einer cremigen Masse vermengen.
5. Dip, **100 g Oliven**, geröstete Kichererbsen und Beeren auf kleine Schälchen verteilen. Gemüse, **50 g Cracker, 50 g Nüsse** und den Käse drumherum drapieren.

Der Begriff Charcuterie kommt aus dem Französischen und meint eigentlich eine Feinkostplatte, bestehend aus Wurstwaren und Käse. Heutzutage versteht man unter Charcuterie aber eher eine gemischte Platte, die auch Gemüse, Dips und Nüsse enthält. Ein veganes Charcuteriebrett enthält im besten Fall Hülsenfrüchte und vegane Käsespezialitäten. Hübsch angerichtet ist es das perfekte Mitbringsel für jede Party.

Nährwerte pro Portion:
502 Kalorien /// 45 g Kohlenhydrate /// 32 g Fett /// 10 g Protein

Zubereitungszeit: 30 Minuten

Backzeit: 20 Minuten

Umami-Tomatentarte

Für 1 Blech (6 Stück):

- 450 g Tomaten, gemischt (zum Beispiel Kirschtomaten, gelbe und schwarze Tomaten, Ochsenherztomaten)
- etwas Jod-Selen-Salz
- 1 Knoblauchzehe
- 150 g vegane Crème fraîche
- 1 TL Dattelsirup (alternativ: Ahornsirup)
- etwas schwarzer Pfeffer
- 1 Rolle veganer Blätterteig
- 1 TL Olivenöl
- 1 TL Thymian

Nährwerte pro Stück:
274 Kalorien
18 g Kohlenhydrate
21 g Fett
4 g Protein

Zubereitungszeit:
10 Minuten

Backzeit:
20 Minuten

So wird's gemacht:

1. Ofen auf 200 °C Ober- / Unterhitze vorheizen.
2. **450 g Tomaten** waschen. Große Tomaten in dünne Scheiben schneiden oder hobeln. Kleine Tomaten nur halbieren. Alle Tomatenstücke auf einen großen, tiefen Teller geben und **salzen**. Etwa 10 Minuten stehen lassen, bis der Saft ausgetreten ist. Dann mit einem Küchentuch etwas trocken tupfen.
3. **1 Knoblauchzehe** pressen und mit **150 g Crème fraîche** und **1 TL Dattelsirup** vermischen. Nach Geschmack die Crème **salzen** und **pfeffern**.
4. Die **Blätterteigrolle** auf einem Backblech ausrollen und mit der Crème bestreichen, dabei 1 cm am Rand frei lassen. Die Tomaten auf der Crème verteilen, mit **1 TL Olivenöl** beträufeln und **1 TL Thymian** darüberstreuen. Die Ränder des Blätterteigs umklappen und leicht eindrücken.
5. Die Tarte im Backofen für circa 20 Minuten backen, bis der Blätterteig gar ist. Abkühlen lassen und in Vierecke schneiden.

Tomaten enthalten nicht nur besonders viel Umamigeschmack, sondern sind auch supergesund:

Je röter und reifer die Tomate ist, desto mehr des Carotinoids Lykopin enthält ihre Schale. Dieser sekundäre Pflanzenstoff wirkt antioxidativ und zellprotektiv. Aber Achtung: Diesen Job erfüllt der Stoff nur im ganzen Lebensmittel und nicht isoliert in einem Nahrungsergänzungsmittel. Am besten wird Lykopin aus erhitzten Tomaten – wie hier in der Tarte oder in einer Tomatensoße – aufgenommen. Das schmeckt ohnehin besser als eine Kapsel.

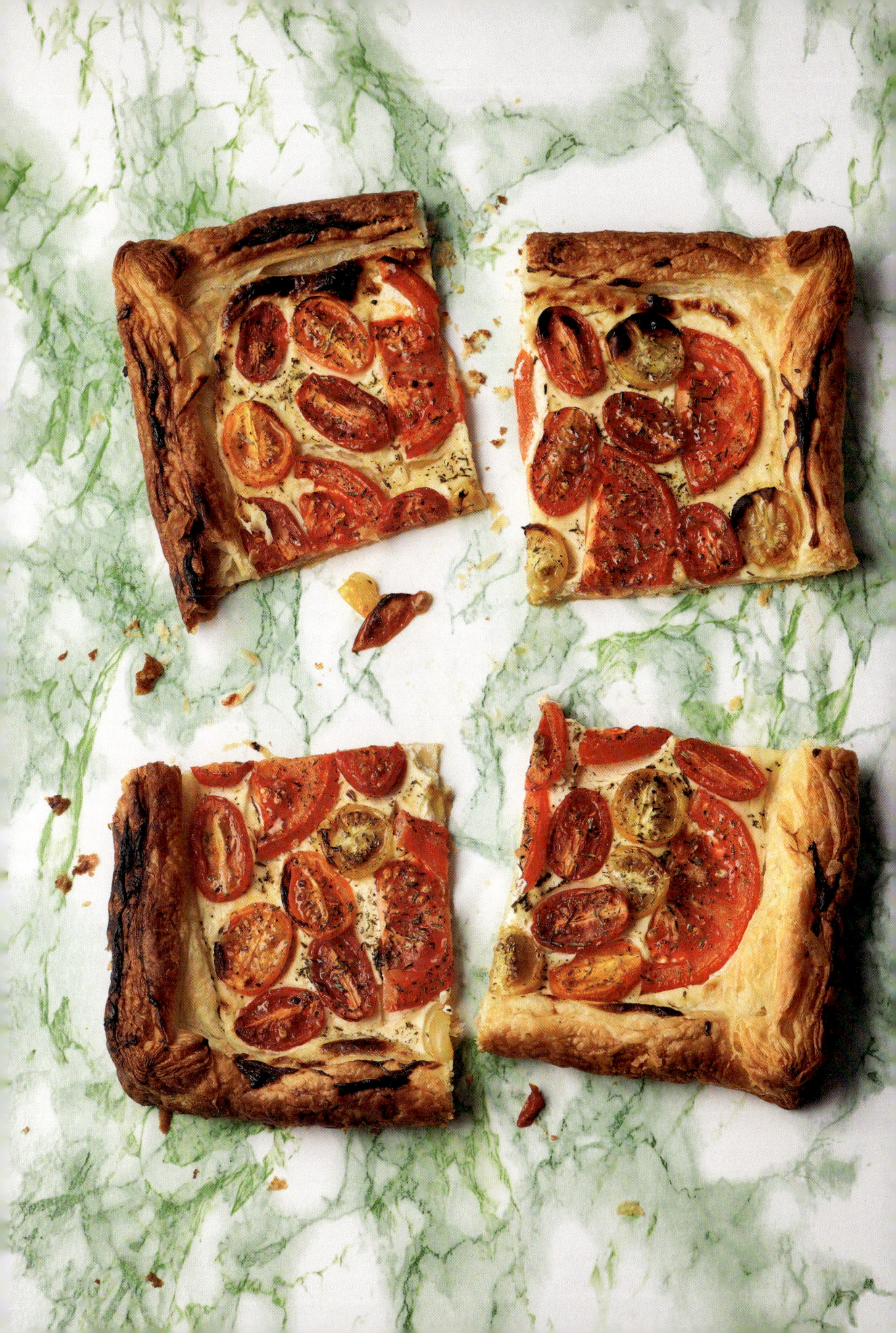

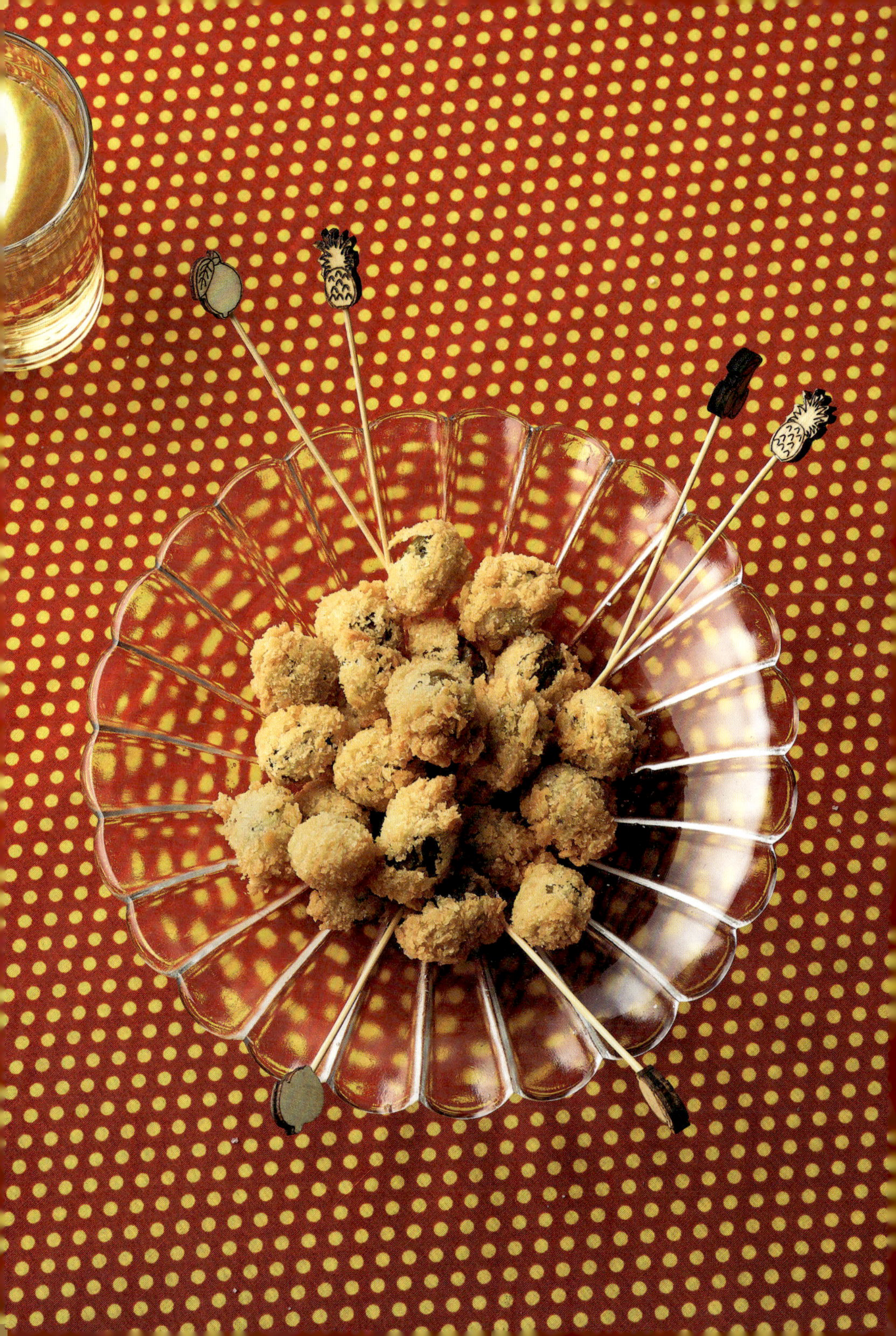

Panierte Olivenhappen

Für 4 Portionen:

- 80 g + 20 g Mehl
- 1 TL Geräucherte-Paprika-Pulver
- ½ TL Jod-Selen-Salz
- 100 ml Wasser
- 60 g Panko-Paniermehl (alternativ: Semmelbrösel)
- 100 g Oliven, gemischt (zum Beispiel grün, schwarz, mit Mandeln gefüllt)
- 500 ml Bratöl (alternativ: Rapsöl)
- ein paar Salzflocken

So wird's gemacht:

1. In einer Schüssel **80 g Mehl** mit **1 TL Geräucherte-Paprika-Pulver** und **½ TL Salz** mischen. **100 ml Wasser** einrühren und alles kräftig zu einem Teig vermischen.
2. Eine Panierstraße bauen: In eine weitere Schüssel **20 g Mehl** hineingeben. In eine dritte Schüssel **60 g Panko-Paniermehl** füllen.
3. Nun **100 g Oliven** einzeln erst in dem Mehl, dann in dem Teig und zum Schluss im Paniermehl wälzen.
4. **500 ml Bratöl** in einem Topf auf etwa 160–175 °C erhitzen, am besten mit einem Küchenthermometer überprüfen (alternativ das Ende eines Holzkochlöffels in das heiße Öl halten: Wenn sich kleine Bläschen um das Holz bilden, die nach oben steigen, ist das Öl bereit).
5. Vorsichtig etwa 4–5 panierte Oliven gleichzeitig ins heiße Öl geben und so lange frittieren, bis sie goldbraun werden.
6. Die frittierten Olivenbällchen abkühlen lassen, mit **ein paar Salzflocken** bestreuen und servieren.

Für das Verfeinern von herzhaften Snacks verwende ich gerne grobe Salzflocken oder das besonders delikate Fleur de Sel.

Letzteres ist aufgrund der aufwendigen Gewinnung ziemlich teuer, bringt aber eine ganz besondere Note auf jeden Snack. Fürs gewöhnliche Kochen ist es zu schade – ein jodiertes Speisesalz oder ein Jod-Selen-Salz reichen hier vollkommen aus. Andere besondere Salzsorten wie Himalajasalz und Ursalz sind übrigens nur Marketinggags.

Nährwerte pro Portion:
375 Kalorien
29 g Kohlenhydrate
26 g Fett
5 g Protein

Zubereitungszeit:
20 Minuten

Sushi-Bites

Für 6 Stück:

200 g Sushireis (bzw. Milchreis)
¼ Avocado
50 g Gurke
50 g Karotte
½ Frühlingszwiebel
1 Norialgenblatt
100 g Tofu, Natur
1 EL Sesamöl aus geröstetem Sesam
1 TL Sojasoße
1 TL Dattelsirup
1 TL weißer Sesam
1 TL schwarzer Sesam
vegane Mayonnaise zum Servieren
Teriyakisoße zum Servieren

So wird's gemacht:

1. **200 g Sushireis** nach Packungsanweisung in Salzwasser kochen und anschließend abkühlen lassen.
2. Währenddessen das Gemüse waschen. **¼ Avocado, 50 g Gurke** und **50 g Karotte** klein würfeln. **½ Frühlingszwiebel** in feine Ringe schneiden. **1 Norialgenblatt** in dünne, kurze Streifchen schneiden.
3. **100 g Tofu** mit einer Küchenreibe reiben und dann in einer Pfanne mit **1 EL Sesamöl** anbraten, bis er Farbe bekommt. Ihn dann mit **1 TL Sojasoße** und **1 TL Dattelsirup** ablöschen und abkühlen lassen.
4. Das geschnittene Gemüse mit den Norialgen und dem abgekühlten Tofu vermengen.
5. Hände anfeuchten und etwa 3 EL Sushireis pro Stück in den Händen zu einer Kugel formen. In die Mitte eine Mulde drücken und mit 2 TL der Gemüse-Algen-Tofu-Masse befüllen. Die Kugel verschließen.
6. **1 TL weißen Sesam** mit **1 TL schwarzem Sesam** vermischen und auf einen Teller geben. Die Reiskugeln darin wälzen und anschließend auf einem Servierbrett platzieren.
7. Die Kugeln mit **etwas Mayonnaise** und **etwas Teriyakisoße** besprenkeln und servieren.

Nährwerte pro Stück:
198 Kalorien
29 g Kohlenhydrate
7 g Fett
6 g Protein

Zubereitungszeit:
30 Minuten

Das Rezept ist ultravariabel:

Die Sushi-Bites können mit allem Möglichen an Gemüse, sogar mit Obst, Algen und einer Proteinkomponente befüllt werden. So spart man sich das lästige und langwierige Einrollen in ein Norialgenblatt.

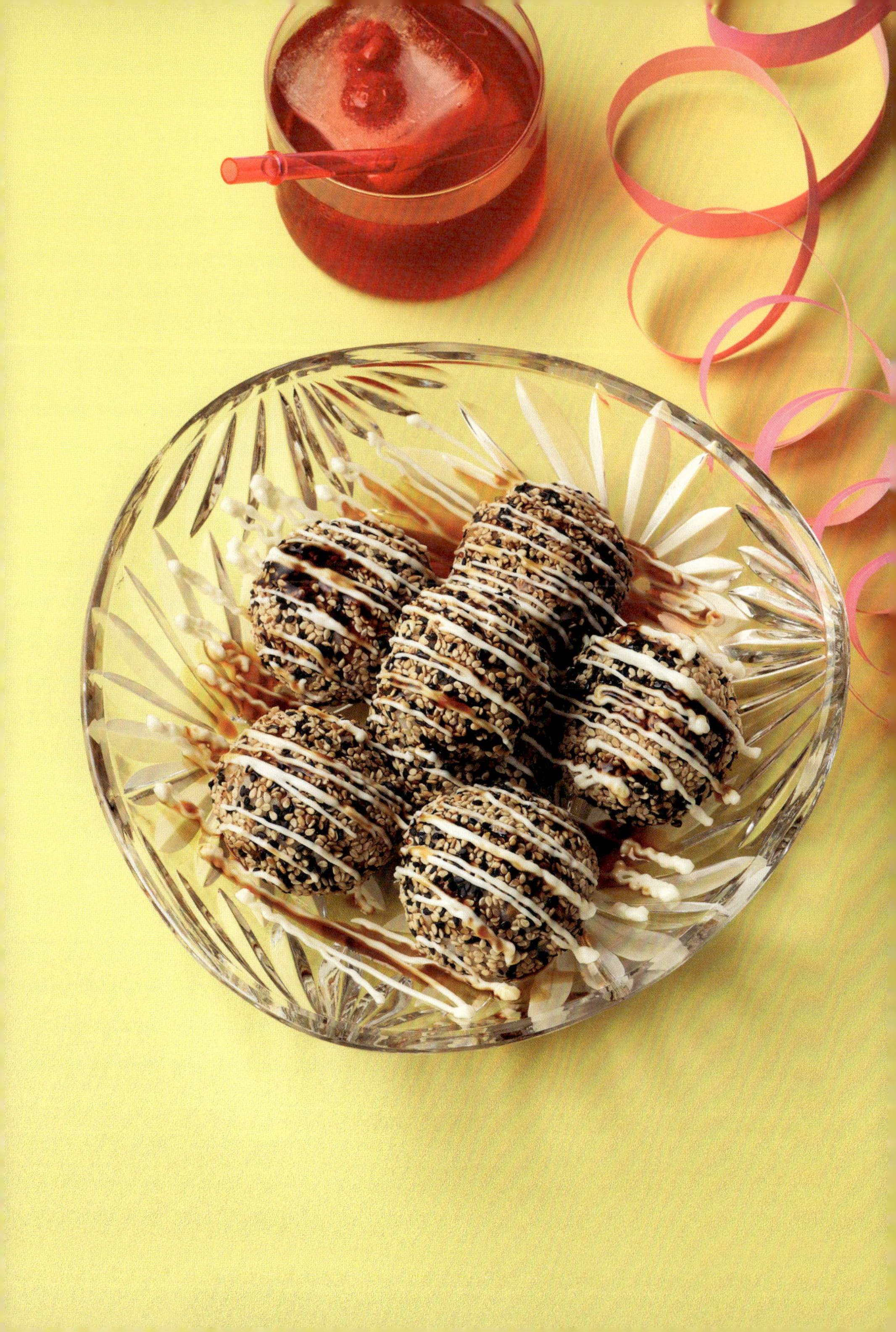

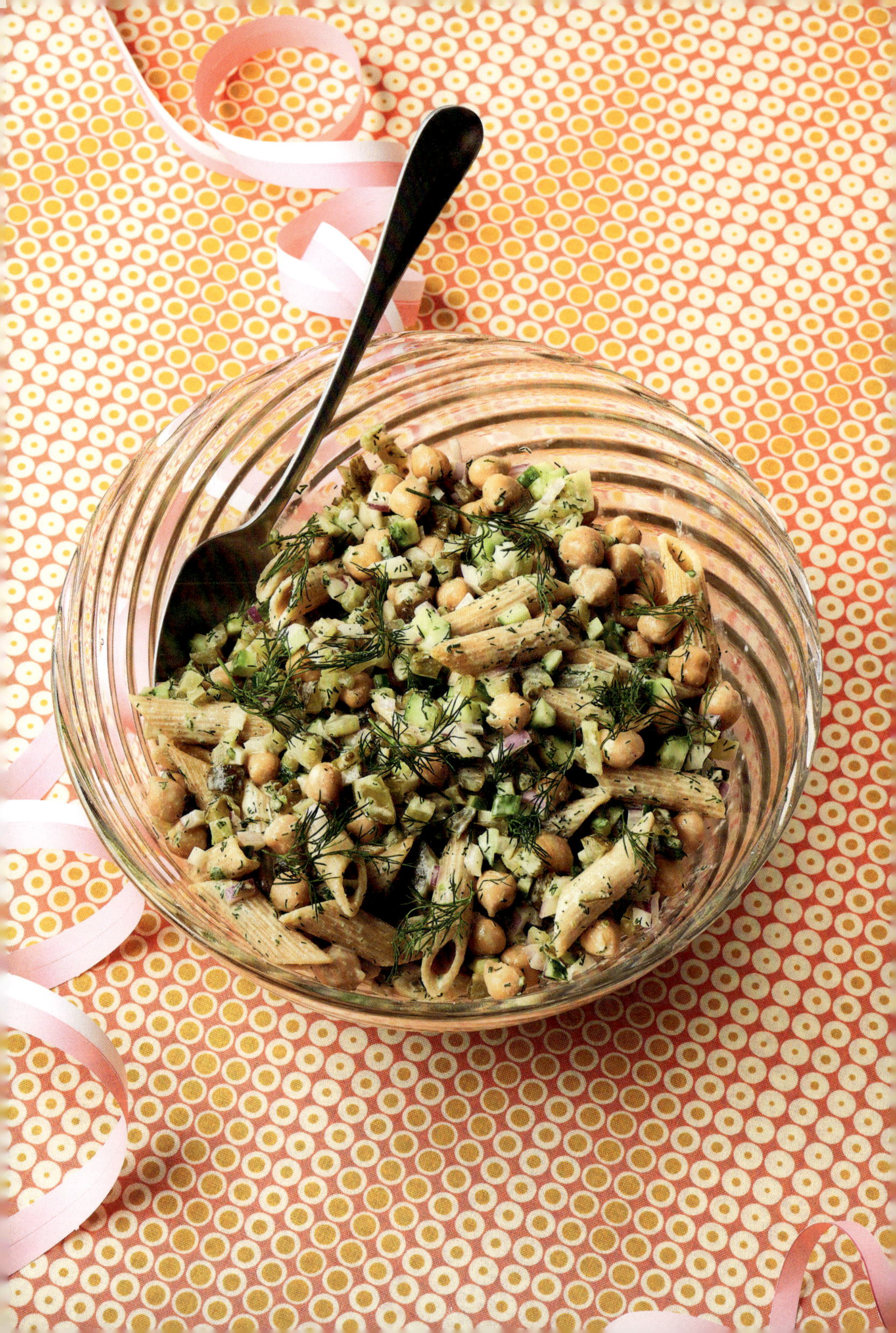

Dill-Kichererbsen-Pasta-Salat

Für 4 Portionen:

- 300 g Vollkornpasta (zum Beispiel Fusilli, Penne, Farfalle)
- ½ Salatgurke
- 1 rote Zwiebel
- 100 g Salz-Dill-Gurken (Glas)
- 3 Stangen Staudensellerie
- 250 g Kichererbsen, gegart
- ½ Bund Dill
- 100 g pflanzlicher Joghurt, ohne Zuckerzusatz
- 3 EL Gurkenwasser
- 2 EL Zitronensaft
- 2 EL Tahini
- 1 TL Senf
- ½ TL Knoblauchpulver
- ¾ TL Jod-Selen-Salz
- etwas schwarzer Pfeffer

So wird's gemacht:

1. **300 g Pasta** nach Packungsanweisung kochen und nach Abgießen mit kaltem Wasser abschrecken.
2. **½ Salatgurke** waschen und **1 rote Zwiebel** abziehen. Salatgurke, **100 g Salz-Dill-Gurken**, **3 Stangen Staudensellerie** und die Zwiebel fein würfeln. Alles zusammen mit **250 g Kichererbsen** in eine große Salatschüssel geben.
3. Für das Dressing **½ Bund Dill** waschen und fein hacken. Den Dill dann zusammen mit **100 g Joghurt**, **3 EL Gurkenwasser**, **2 EL Zitronensaft**, **2 EL Tahini**, **1 TL Senf**, **½ TL Knoblauchpulver**, **¾ TL Salz** und **etwas Pfeffer** kräftig verrühren.
4. Nun die kalte Pasta und das Dressing in die Salatschüssel geben und alles gut umrühren.

Tipp: Nach ein paar Stunden im Kühlschrank schmeckt der Salat noch besser.

Ein cremiger Pastasalat ist das perfekte Mitbringsel auf jede Party.

Der darf aber mehr als nur Nudeln und Gemüse enthalten – zum Beispiel Hülsenfrüchte als Sättigungs- und Proteinkomponenten. Neben Kichererbsen bieten sich hier auch gegarte Linsen und rote oder weiße Bohnen an. Oder man wählt direkt eine Pasta, die aus Hülsenfrüchten besteht, wie beispielweise Linsen- oder Kichererbsennudeln.

Nährwerte pro Portion:
423 Kalorien /// 75 g Kohlenhydrate /// 4 g Fett /// 18 g Protein

Zubereitungszeit: 20 Minuten

Partydips

Bohnen-Erbsen-Minz-Dip

Für 1 kleines Glas:

- 100 g weiße Bohnen
- 100 g Erbsen (TK)
- 2 EL Olivenöl
- 3 EL Wasser
- 2 EL Zitronensaft
- 1 TL frische Minzblätter
- ½ TL Jod-Selen-Salz

So wird's gemacht:

Alle Zutaten in ein hohes Gefäß geben und glattpürieren.

Nährwerte pro Glas:
46 Kalorien /// 23 g Kohlenhydrate /// 21 g Fett /// 12 g Protein

Zubereitungszeit: 5 Minuten

Kräuterdip

Für 1 kleines Glas:

- 4 EL pflanzlicher Joghurt, ohne Zuckerzusatz
- 4 EL pflanzlicher Frischkäse, neutral
- 1 EL Lein- oder Algenöl
- 1 EL Zitronensaft
- ¼ Bund Schnittlauch
- ¼ Bund glatte Petersilie
- ½ TL Jod-Selen-Salz
- etwas schwarzer Pfeffer

So wird's gemacht:

Alle Zutaten in ein hohes Gefäß geben und glattpürieren.

Dips kommen auf jeder Party gut an.
Und wenn sie auch noch – wie in diesen Rezepten – bunt sind und jede Menge Nährstoffe liefern, dann bringen sie noch mehr gute Laune. Am besten mit Tortillachips, Brotstangen oder Gemüsesticks servieren.

Nährwerte pro Glas:
202 Kalorien /// 2 g Kohlenhydrate /// 20 g Fett /// 4 g Protein

Zubereitungszeit: 5 Minuten

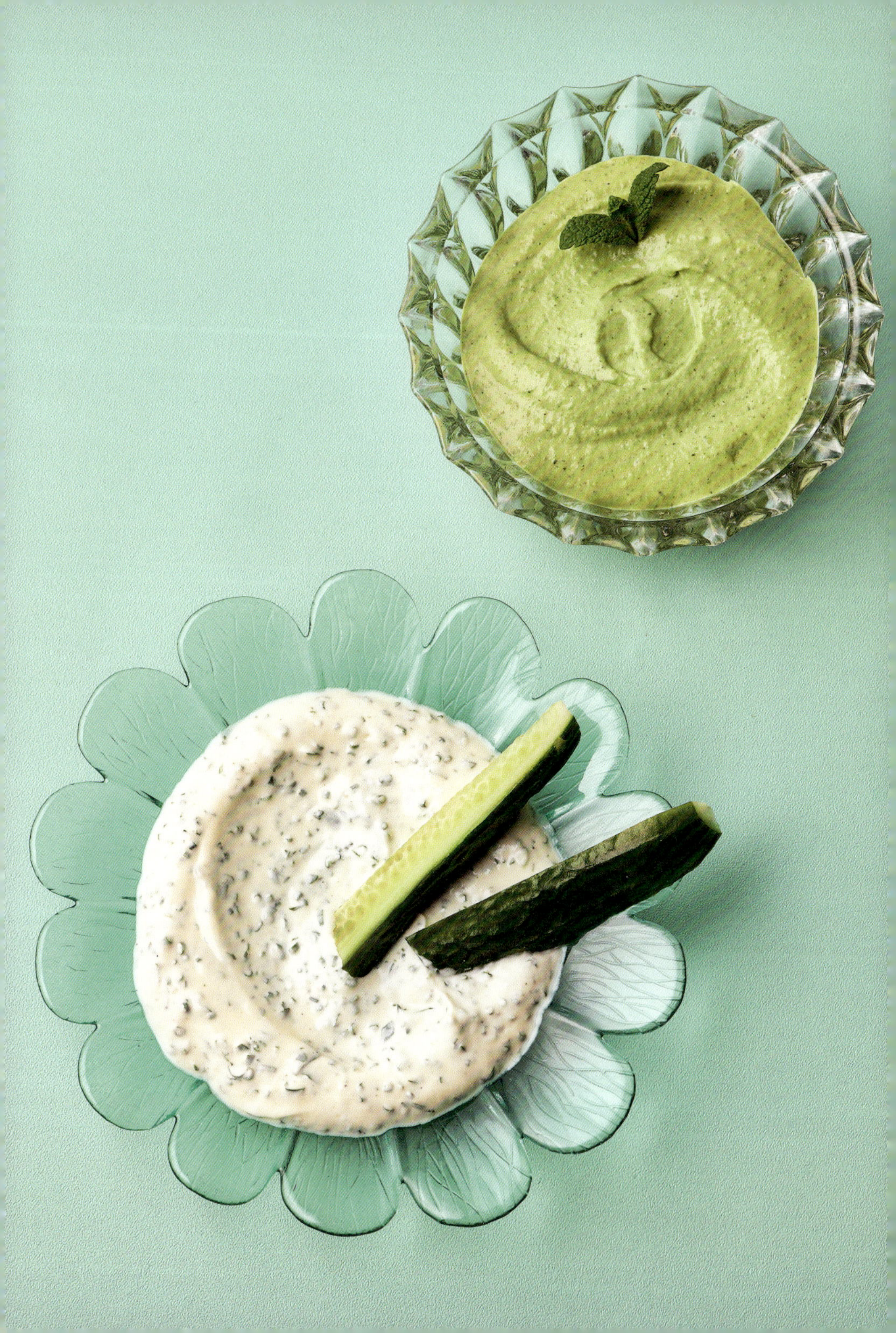

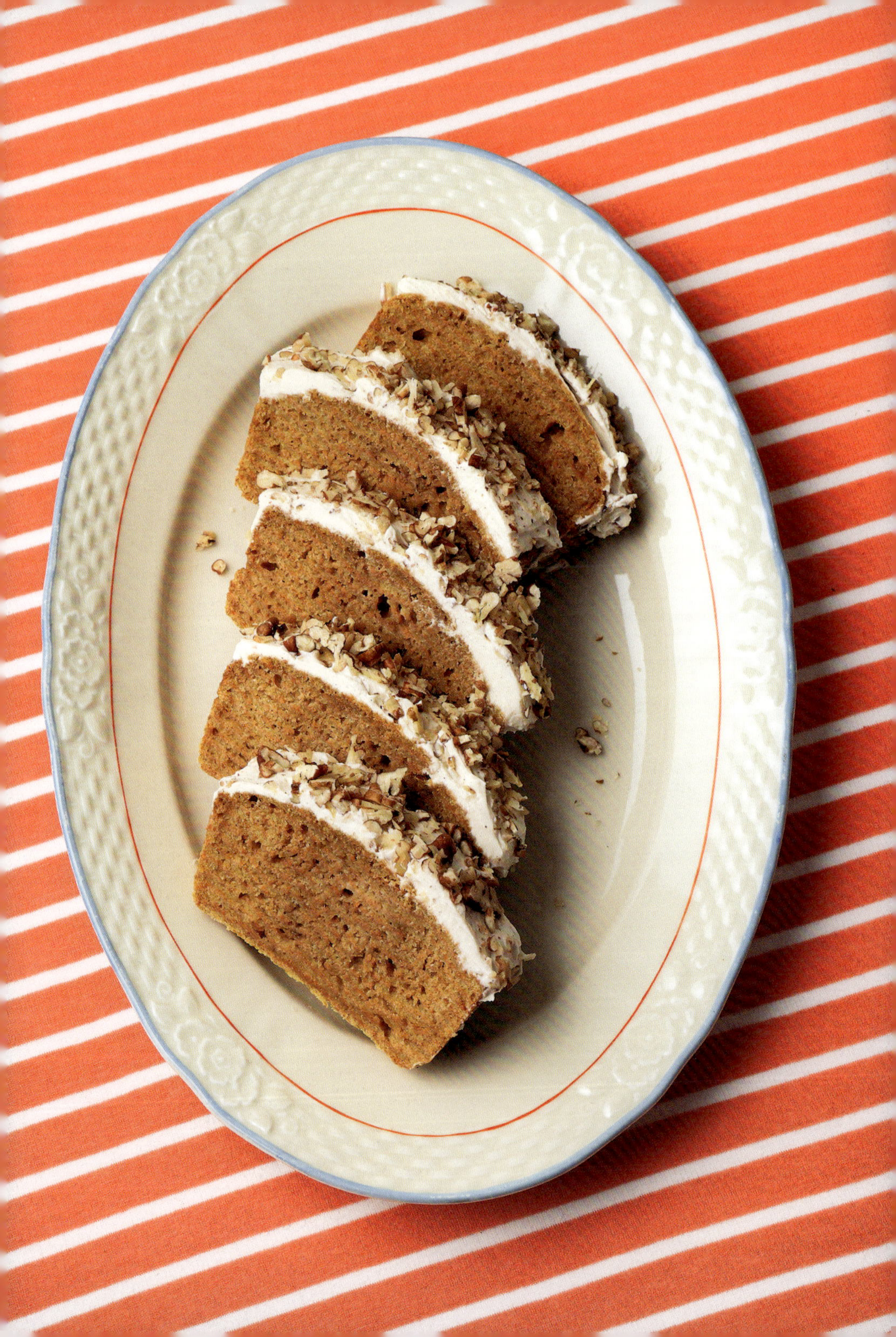

Carrot Banana Bread

Für 1 Kuchen (8 Stücke):

- 4 reife Bananen
- 2 Karotten
- 70 g Kokosöl (Zimmertemperatur)
- 100 g + 1 TL Ahornsirup
- 280 g Weizenmehl (Type 550)
- 1 TL Backpulver
- 1 TL + ½ TL Ceylonzimt
- 1 Prise Jod-Selen-Salz
- etwas Öl oder vegane Butter zum Einfetten der Form
- 15 g Pekannüsse
- 4 EL vegane Frischkäsealternative, neutral
- 2 EL pflanzlicher Joghurt Vanillegeschmack, gesüßt

Nährwerte pro Stück:
339 Kalorien
51 g Kohlenhydrate
12 g Fett
5 g Protein

Zubereitungszeit:
20 Minuten

Backzeit:
40 Minuten

So wird's gemacht:

1. Ofen auf 180 °C Ober-/Unterhitze vorheizen.
2. **4 Bananen** in einer Schüssel mit einer Gabel zermatschen. **2 Karotten** fein reiben.
3. Die zermatschten Bananen mit den geriebenen Karotten, **70 g Kokosöl** und **100 g Ahornsirup** kräftig vermischen. Dann **280 g Mehl**, **1 TL Backpulver**, **1 TL Zimt** und **1 Prise Salz** hinzufügen und zu einem glatten Teig vermengen.
4. Eine eckige Kastenform (Länge 30 cm) mit **etwas Öl oder Butter** einfetten, den Teig einfüllen und für 40 Minuten im Ofen backen. Danach abkühlen lassen und aus der Form heben.
5. **15 g Pekannüsse** grob zerhacken.
6. Für das Frischkäsetopping **4 EL Frischkäsealternative** mit **2 EL Vanillejoghurt**, **1 TL Ahornsirup** und **½ TL Zimt** kräftig verrühren.
7. Das Topping über dem Banana Bread verteilen und dann die gehackten Pekannüsse daraufstreuen.

Banana Bread schmeckt dann richtig gut, wenn die Bananen schön reif sind.

Reife Bananen enthalten mehr Zucker und weniger Stärke. Du erkennst sie an den braunen Stellen auf der Schale. Ein Trick, um Bananen (oder anderes Obst) schneller reifen zu lassen: Lege sie zusammen mit einem Apfel in eine Papiertüte und lasse sie 1–2 Tage stehen. Der Apfel sondert das Reifegas Ethylen ab, was die Bananen schneller braun werden lässt.

Easy Apfeltarte

Für 1 Blech (6 Stück):

- 2 große, süße Äpfel (zum Beispiel Cripps Pink, Gala, Golden Delicious, Cox Orange, Jonagold)
- 1 Rolle veganer Blätterteig
- 150 g Aprikosen-Fruchtaufstrich
- 1 TL Olivenöl
- 1 TL Ceylonzimt

So wird's gemacht:

1. Den Ofen auf 200 °C Ober-/Unterhitze vorheizen.
2. **2 Äpfel** waschen und ggf. schälen, dann vierteln und das Kerngehäuse wegschneiden, den Rest in dünne Scheiben schneiden oder hobeln.
3. Den **Blätterteig** auf einem Backblech ausrollen und mit **150 g Aprikosen-Fruchtaufstrich** bestreichen. Danach die Apfelscheiben so darauf platzieren, dass sie sich leicht überlappen.
4. Die Apfelscheiben mit **1 TL Olivenöl** bestreichen und gleichmäßig mit **1 TL Zimt** bestreuen.
5. Die Tarte im Ofen für etwa 20 Minuten backen, bis die Ränder braun geworden sind.

Wer seinen Selenbedarf in der veganen Ernährung nicht nur durch Paranüsse, Steinpilze oder Selensupplemente decken möchte, sollte neben selenangereichertem Salz auch mal **zu selenhaltigen Äpfeln greifen!** Die Sorte Selstar® wurde durch spezielle Selektion der Apfelsorte Elstar gezüchtet und wird im Alten Land bei Hamburg angebaut. Ein Selstar®-Apfel kann schon die Hälfte deines Tagesbedarfs an Selen abdecken.

Nährwerte pro Stück:
252 Kalorien
28 g Kohlenhydrate
15 g Fett
3 g Protein

Zubereitungszeit:
15 Minuten

Backzeit:
20 Minuten

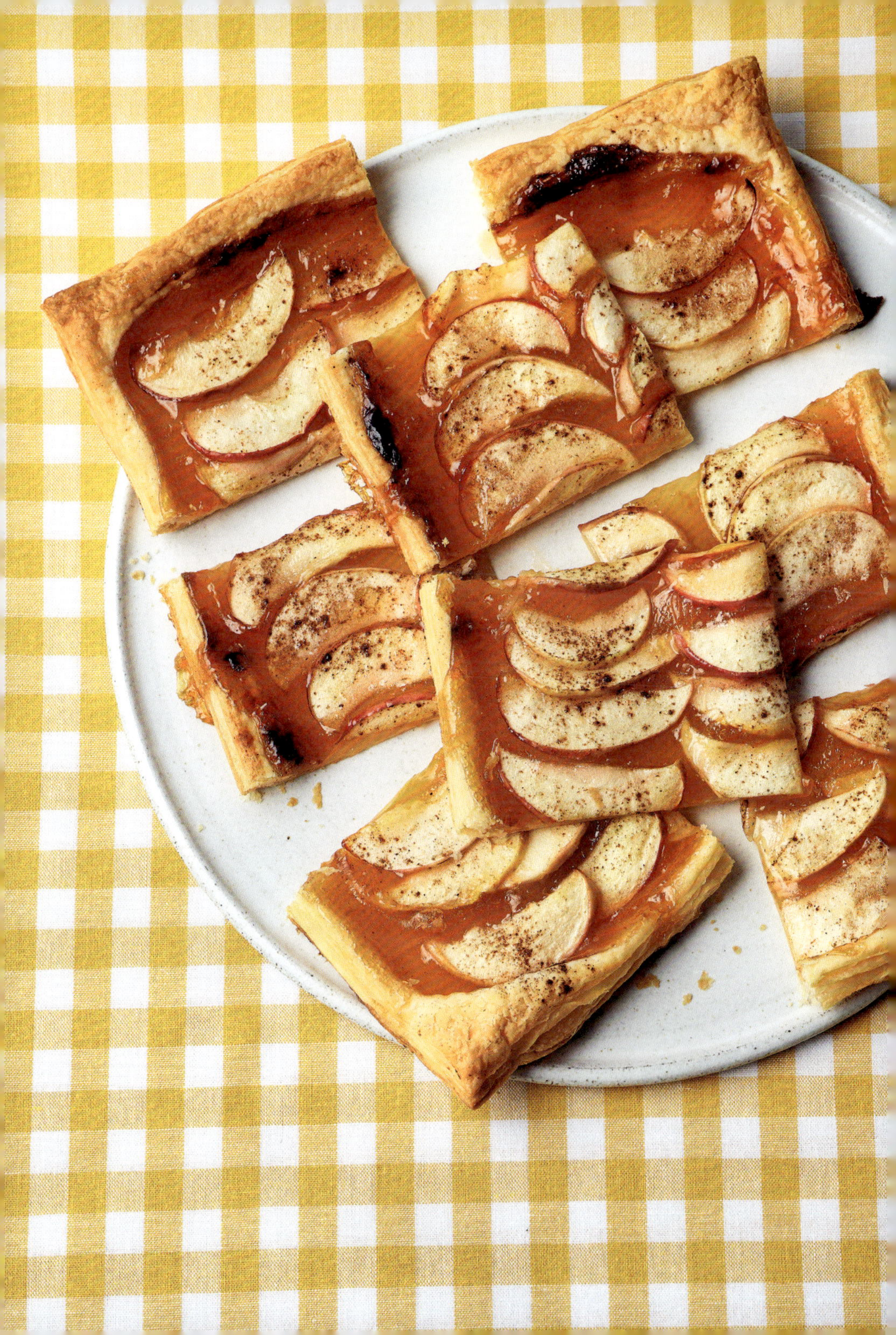

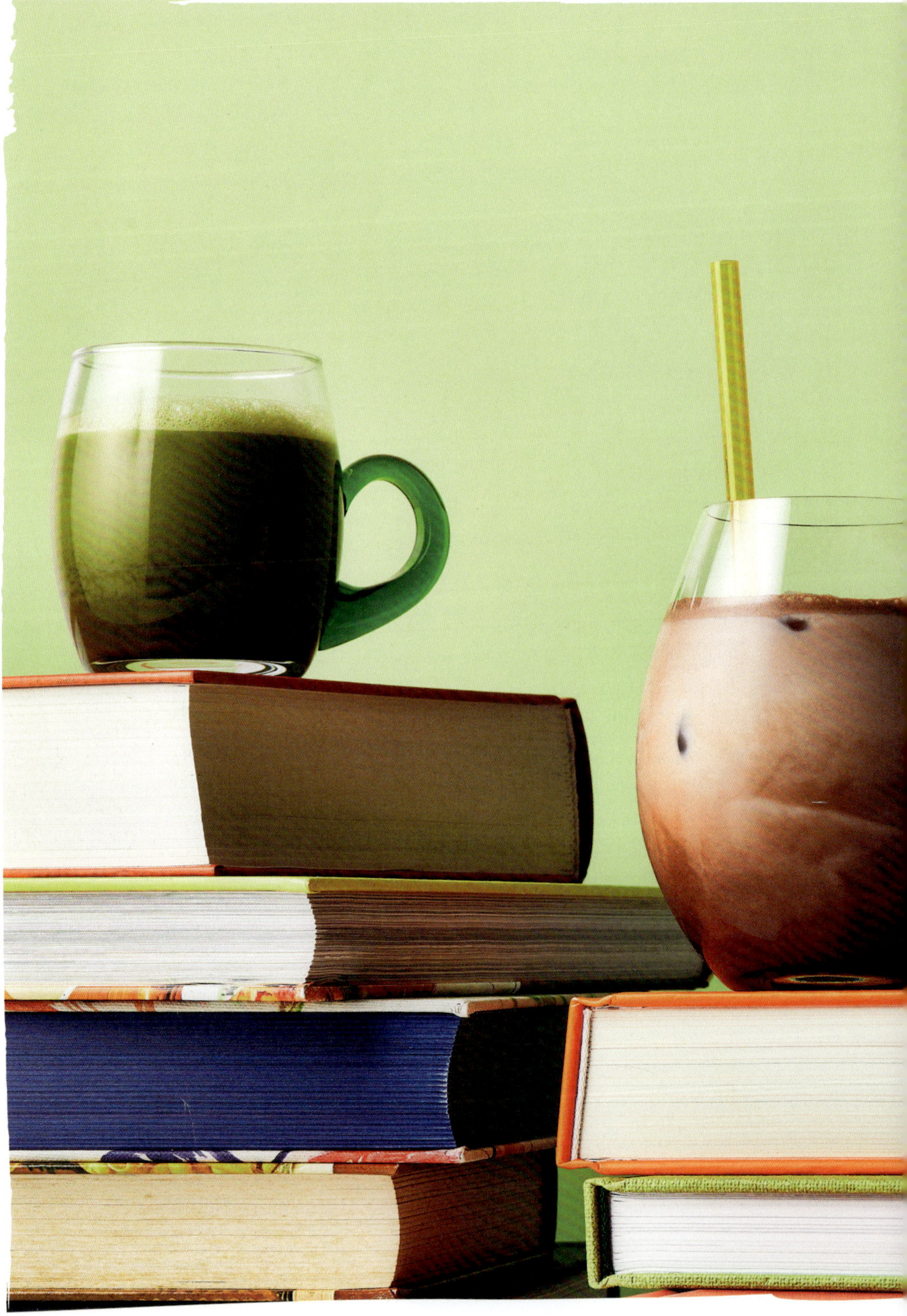

Alkoholfreie DRINKS

Ob Kaffee, Tee oder Smoothie – in diesem Kapitel gibt es Fun Drinks, leckere Durstlöscher und Wachmacher.

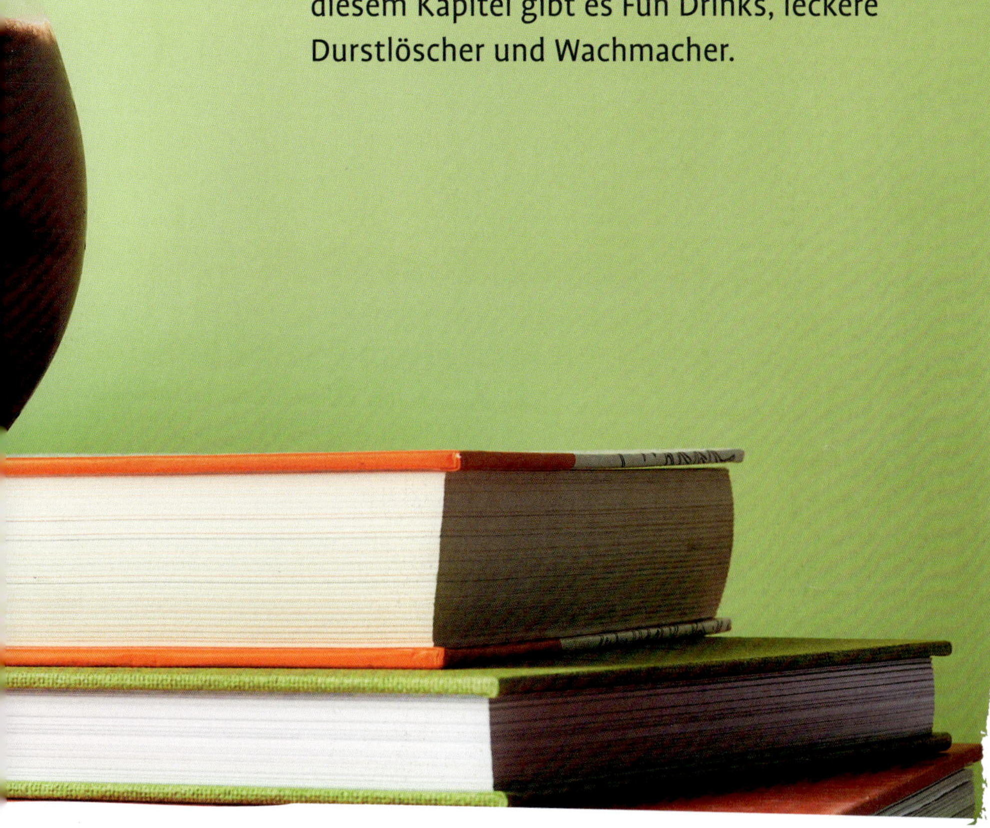

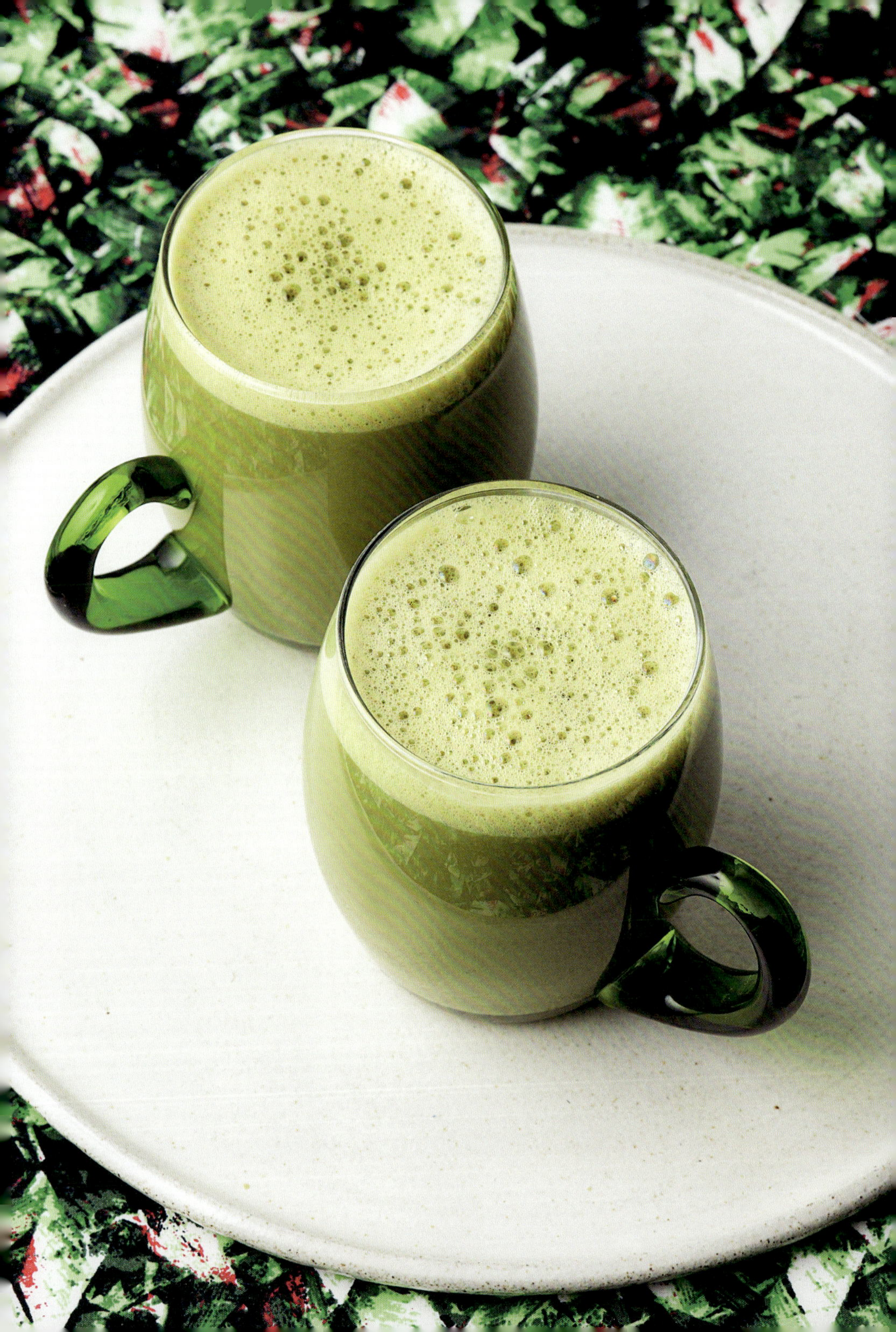

Matcha Latte für den Lernmarathon

Für 1 Portion:

1 TL Matcha

50 ml heißes Wasser

2 TL Ahornsirup

250 ml Pflanzendrink, ohne Zuckerzusatz, mit Calcium

So wird's gemacht:

1. **1 TL Matcha** in einer kleinen Schüssel mit **50 ml heißem Wasser** (nicht kochend!) geben und mit einem Schneebesen oder einem Matchabesen verrühren, bis sich Schaum bildet. Dann mit einem Schneebesen **2 TL Ahornsirup** unterrühren.
2. **250 ml Pflanzendrink** in einem Topf erwärmen. Bei Bedarf mit einem Milchschäumer aufschäumen.
3. Den warmen Pflanzendrink in ein großes, hohes Glas geben. Die Matchamischung hinzufügen und einmal gut durchrühren. Genießen.

Dieser Matcha Latte schmeckt auch in der Iced-Version im Sommer gut!
Dafür den Pflanzendrink nicht erwärmen, sondern in ein mit Eiswürfeln gefülltes Glas geben.

Matcha ist ein besonderer grüner Tee aus Japan, der aus jungen grünen Teeblättern gemahlen wird. Schon im 12. Jahrhundert tranken buddhistische Mönche zur Förderung der Konzentration Matcha. Das funktioniert heutzutage immer noch gut, denn Matcha ist sogar noch reicher an Koffein als Kaffee. Koffein blockiert in unserem Gehirn Rezeptoren, die uns eigentlich müde machen sollen, und fördert die Ausschüttung von Adrenalin und Cortisol. Das macht uns wach und aufmerksam!

Nährwerte pro Getränk:
146 Kalorien
25 g Kohlenhydrate
4 g Fett
3 g Protein

Zubereitungszeit:
5 Minuten

Pumpkin Cold Brew Latte

Für 1 Portion:

100 ml Cold Brew-Kaffee (alternativ: erkalteter Kaffee)

2 TL Kürbispüree (Konserve oder Babynahrung)

2 TL Ahornsirup

1 TL Ceylonzimt

150 ml Pflanzendrink, ohne Zuckerzusatz, mit Calcium

So wird's gemacht:

1. **100 ml Cold Brew-Kaffee** in ein mit Eiswürfeln gefülltes hohes Glas geben und **2 TL Kürbispüree**, **2 TL Ahornsirup** und **1 TL Zimt** unterrühren.
2. **150 ml Pflanzendrink** mit einem Milchschäumer kalt aufschlagen. Dann ebenfalls in das hohe Glas geben. Gut umrühren und genießen!

Was ist eigentlich der Unterschied zwischen einem Espresso und einem Kaffee?

Die Bohne macht's! Espressobohnen wurden fast doppelt so lange geröstet wie Bohnen für normalen Kaffee. Das macht sie intensiver im Geschmack und weniger sauer. Der Espresso enthält übrigens nicht mehr Koffein als Kaffee – 35 ml Espresso liefern 35–100 mg, 200 ml Filterkaffee aber 60–130 mg Koffein.

Nährwerte pro Getränk:
97 Kalorien /// 10 g Kohlenhydrate /// 4 g Fett /// 5 g Protein

Zubereitungszeit: 5 Minuten

Iced Brown Sugar Mocha

Für 1 Portion:

2 Shots Espresso

2 TL brauner Zucker

1 TL Kakaopulver

200 ml Pflanzendrink, ohne Zuckerzusatz, mit Calcium

So wird's gemacht:

1. **2 Shots Espresso** mit **2 TL braunem Zucker** und **1 TL Kakaopulver** verrühren, bis sich beides in der Flüssigkeit aufgelöst hat. Dann kurz abkühlen lassen.
2. Die Espressomischung in ein mit Eiswürfeln gefülltes Glas geben und mit **200 ml Pflanzendrink** auffüllen. Kurz umrühren und genießen.

Nährwerte pro Getränk:
126 Kalorien /// 12 g Kohlenhydrate /// 5 g Fett /// 8 g Protein

Zubereitungszeit: 10 Minuten

Pumpkin Cold Brew Latte

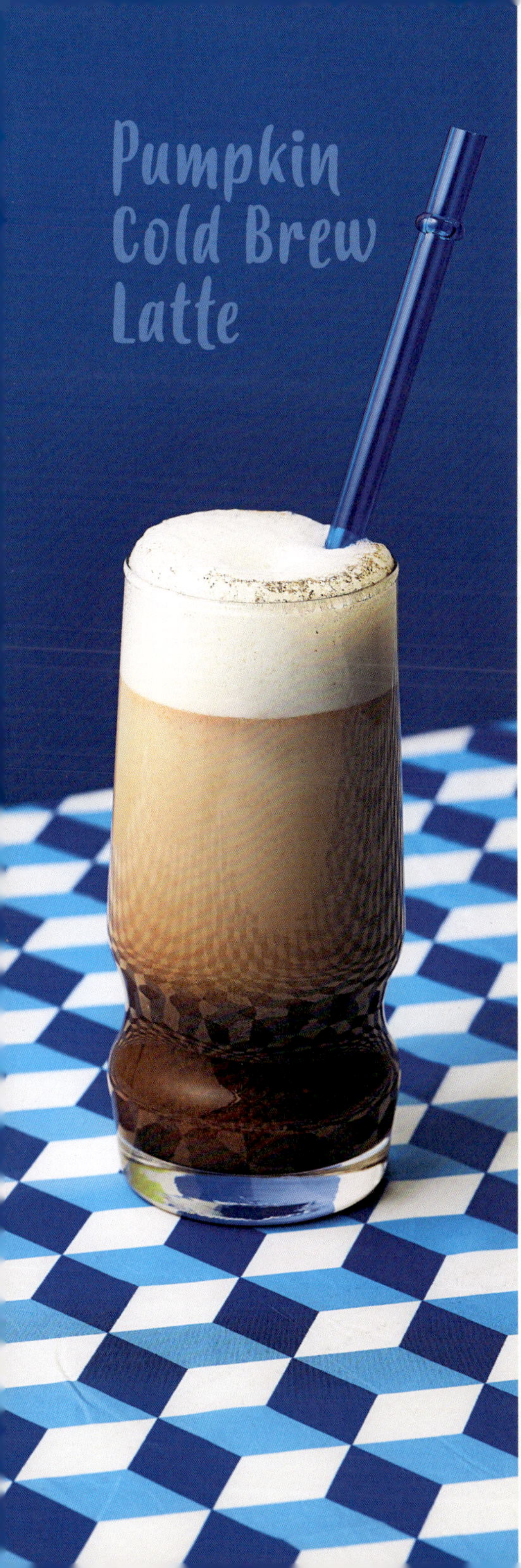

Iced Brown Sugar Mocha

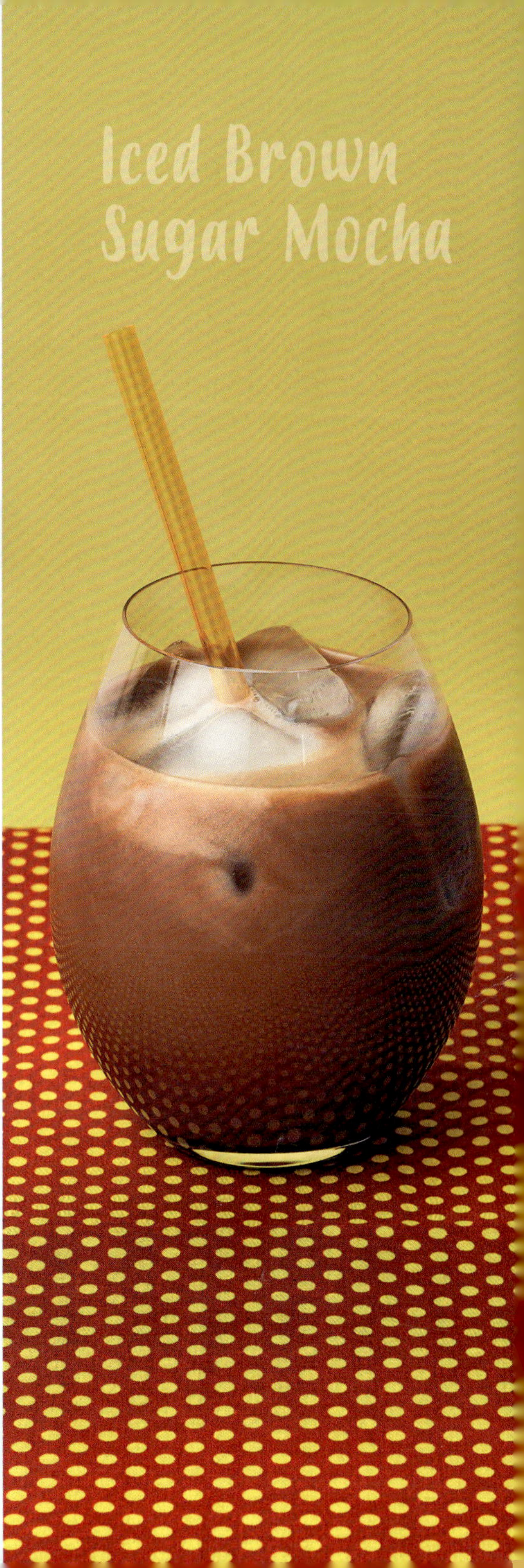

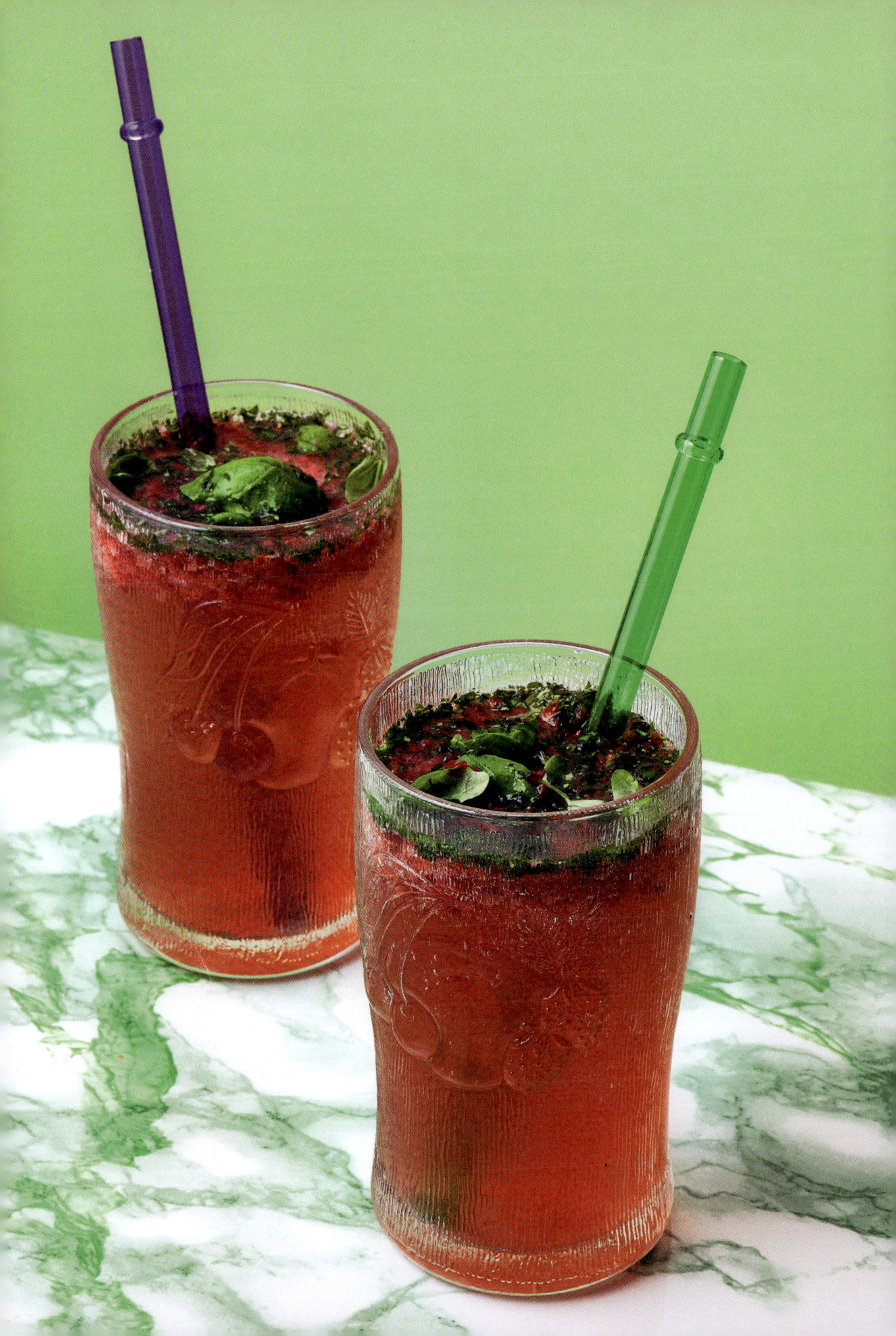

Erdbeer-Basilikum-Smash

Für 1 Portion:

- 4 Erdbeeren
- 5 Blätter Basilikum
- 2 EL Zitronensaft
- 2 EL Ahornsirup
- 200 ml Sprudelwasser

So wird's gemacht:

1. **4 Erdbeeren** waschen, das Grün entfernen und in grobe Stücke schneiden. **5 Basilikumblätter** waschen und in Streifen schneiden.
2. Erdbeeren, Basilikum, **2 EL Zitronensaft** und **2 EL Ahornsirup** in ein Glas geben und mit einem Stampfer oder Holzlöffel zermatschen, bis alles gut vermischt ist und eine stückige Masse ergibt.
3. Das Glas mit **200 ml Sprudelwasser** auffüllen und servieren.

Wie unterschiedlich die Geschmäcker sein können, zeigt sich schon beim Wasser:
Auf Social Media wird regelmäßig diskutiert, welcher Mineralwasserhersteller das leckerste Wasser produziert. Einige schwören auf Wasser aus dem Discounter, andere bevorzugen das teure Markenwasser. Warum schmeckt Wasser so unterschiedlich, obwohl es doch einfach nur Wasser ist? Verantwortlich ist die Zusammensetzung der Mineralien darin. Viel Natrium ergibt einen salzigen Geschmack, während viel Magnesium das Wasser eher süß und viel Calcium es kalkig schmecken lässt. Welche Mineralstoffe in welcher Zusammensetzung im Wasser landen, hängt ganz von den geologischen Bedingungen der Region ab, aus der das Wasser kommt.

Nährwerte pro Getränk:
108 Kalorien
25 g Kohlenhydrate
0 g Fett
1 g Protein

Zubereitungszeit:
5 Minuten

Melonen-Minz-Smoothie

Für 1 Portion:

150 g Fruchtfleisch einer Wassermelone

½ Orange

1 EL frische Minzblätter

1 EL Flohsamenschalen, geschält

100 ml kaltes Wasser

So wird's gemacht:

1. **150 g Wassermelone** würfeln. **½ Orange** von der Schale befreien und ebenfalls grob würfeln. **1 EL Minzblätter** waschen.
2. Die Zutaten mit **1 EL Flohsamenschalen** und **100 ml kaltem Wasser** in einen Mixer geben, zu einem Smoothie pürieren und servieren.

Flohsamenschalen sind wahre Ballaststoffwunder.

Sie stimulieren unseren Darm, binden darin Wasser, quellen auf und vergrößern damit das Volumen unseres Stuhls. So wird Druck auf die Darmwand ausgeübt und die Darmmuskulatur zur Bewegung angeregt. Gleichzeitig können die Ballaststoffe aber auch die Verweildauer des Wassers im Darm verlängern und dienen als Futter für gute Darmbakterien. So kommt es, dass Flohsamenschalen sowohl bei Durchfall als auch bei Verstopfung helfen.

Nährwerte pro Getränk:
96 Kalorien /// 22 g Kohlenhydrate /// 1 g Fett /// 3 g Protein

Zubereitungszeit: 10 Minuten

Mango-Kokos-Smoothie

Für 1 Portion:

½ Bio-Limette

100 g Mango (TK)

1 kleine, gefrorene Banane

50 g Kokosjoghurt, ohne Zuckerzusatz

250 ml Kokosdrink, ohne Zuckerzusatz

So wird's gemacht:

1. **½ Limette** waschen und die Schale abreiben. Dann den Saft auspressen.
2. In einem Mixer **100 g Mango, 1 Banane, 50 g Kokosjoghurt** und **250 ml Kokosdrink** mit dem Limettensaft und der Limettenschale pürieren und servieren.

Nährwerte pro Getränk:
274 Kalorien /// 53 g Kohlenhydrate /// 7 g Fett /// 2 g Protein

Zubereitungszeit: 5 Minuten

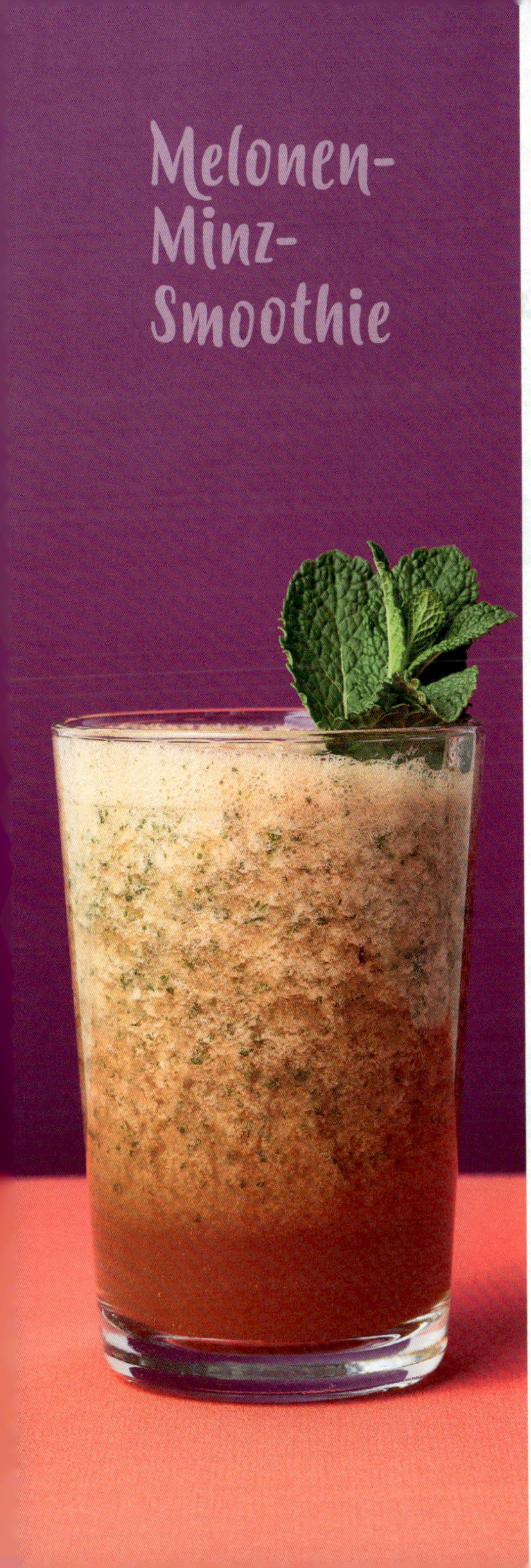
Melonen-
Minz-
Smoothie

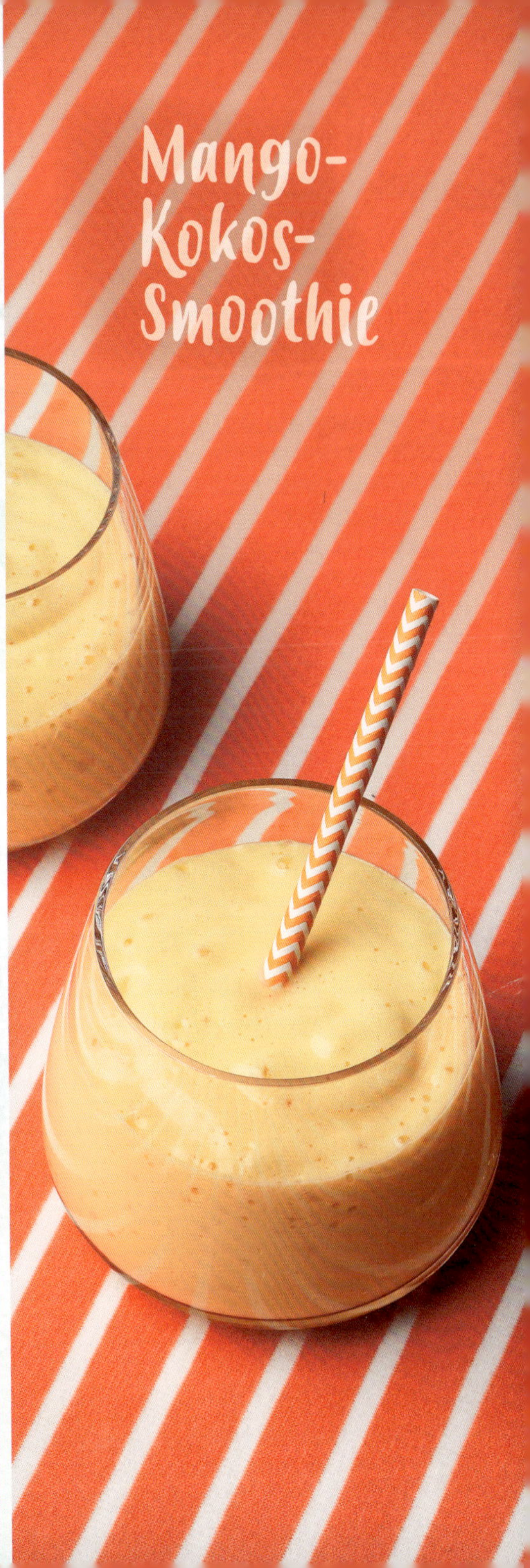
Mango-
Kokos-
Smoothie

SERVICE

Über die Autorin

Nina Tamara Schneider hat Ernährungswissenschaften studiert und ernährt sich seit 2012 aus ethischen Gründen vegan.

Auf ihrem Blog „Pflanzlich Gesund“ (www.pflanzlichgesund.de) und ihrer Instagramseite (@pflanzlichgesund) deckt sie Ernährungsmythen auf und verpackt fundiertes Ernährungswissen leicht leserlich für ihre Follower. Nina verbrachte viele Jahre in der Hafenstadt Hamburg, bevor sie sich mit ihrem Ehemann und ihrem Hund Rio im Schwarzwald niedergelassen hat.

Noch mehr Rezepte gefällig?

Unter **www.ulmer.de/how-to-vegan** findest du Basic-Rezepte für deinen Ein- oder Umstieg in die pflanzliche Ernährung.

Vegan für Einsteiger

Veganuary.com/de: Jedes Jahr im „Veganuary“ (veganer Januar) bietet sich die perfekte Chance, um mal in das vegane Leben reinzuschnuppern. Innerhalb der 31-tägigen Challenge erhältst du täglich eine hilfreiche und motivierende E-Mail rund um vegane Themen.

Veganstart.de: Ganz unabhängig vom aktuellen Monat kannst du an einer 30-tägigen Veganchallenge per App oder E-Mail teilnehmen.

Noch mehr vegane Rezepte

Proveg.com/de/ernaehrung/vegane-rezepte: Du findest hier vielfältige vegane Rezeptideen und kannst nach deinen Vorlieben filtern.

Zuckerjagdwurst.com/de: Es gibt nichts, was Isa und Julia aus Berlin nicht schon veganisiert haben. Auf ihrem Blog teilen sie ihre genialen Rezepte, von gesund bis Comfort Food.

Veganewunder.de: Der vegane Hobbykoch Chris Washington postet seine kreativen Rezeptideen auf diesem Blog und auf fast allen Social-Media-Plattformen.

Eat-this.org: Die sehr nutzerfreundliche Website, einer der bekanntesten Blogs für veganes Essen, bietet raffinierte Rezepte.

Koch- und Backliteratur:

Andreas, A. (2020): **Vegan! Das Goldene von GU.** GU Verlag, München.

Borst, M. (2021): **Vegane Lieblingskuchen.** Hölker Verlag, Münster.

Flohr, A. (2022): **Vegan Ocean: Maritime Küche.** Becker Joest Volk Verlag, Hilden.

Lundström, R. (2020): **Asia vegan.** Christian Verlag, München.

Moschinski, B. (2023): **Vegan Kochen und Backen: Nachhaltig & günstig.** Südwest Verlag, München.

Steuer, N. (2020): **Einfach vegantastisch backen.** Härter Verlag, Reutlingen.

Hilfreiche Guides

Der vegane Einkaufsguide (PETA Deutschland): In der kostenlosen App kannst du dich über das vegane Sortiment aller bekannten Supermarkt- und Drogerieketten informieren. Neben Lebensmitteln findest du dort auch vegane Tiernahrung und Drogerieartikel. Du kannst nach Märkten und Kategorien filtern oder nach bestimmten Produkten suchen.

Ethikguide.org/einkaufsfuehrer: In diesem Onlineeinkaufsführer findest du Tipps für Marken veganer Lebensmittel, Drogerieartikel, Kleidung und Möbel.

Open Food Facts, Produktscanner-App: Mit dieser kostenlosen App kannst du vor dem Supermarktregal ganz easy den Barcode eines Produkts scannen und überprüfen, ob es vegan ist.

Tierversuchsfrei.peta-approved.de: Auf der Website findest du Listen mit Firmen, die keine Tierversuche durchführen. Du kannst die Suchfunktion nutzen, um nach bestimmten Firmen zu filtern.

Happy Cow App: Die App zeigt dir alle veganfreundlichen Gastronomien und Supermärkte in deiner Nähe an, egal, wo auf der Welt du dich gerade befindest. Mit vielfältigen, praktischen Suchfiltern. Die Vollversion ist kostenpflichtig.

Love-veggie.com: Deutschsprachige Plattform, die dir anhand deiner Suchkriterien vegane Restaurants anzeigt. Du kannst unter anderem nach deiner Stadt und der Art der Küche filtern.

Ernährungsberatung und Ernährungsinformationen

Vdoe.de/beruf/vdoe-expertensuche: Ernährungsfachkräfte vom Berufsverband Ökotrophologie

Vdd.de/diaetassistenten-suche: Verband der Diätassistenten

Vfed.de/de/fachkräfte-suche/fachkräfte-suche: Verband für Ernährung und Diätetik

Dge.de/service/ernaehrungsberater-dge: Ernährungsfachkräfte der Deutschen Gesellschaft für Ernährung

Quetheb.de/expertenpool: Deutsche Gesellschaft der qualifizierten Ernährungstherapeuten und Ernährungsberater

Pflanzlichgesund.de: mein Blog rund um (veganes) Ernährungswissen und Ernährungsmythen.

Impressum

Bildnachweis: Alle Fotos stammen von Vivi D'Angelo (www.vividangelo.com).

Anmerkung zur Schreibweise (Gendering): Gendergerechtigkeit und Inklusion sind bei uns gelebte Praxis – bei der Auswahl unserer Themen, bei der Recherchearbeit, in der Gestaltung. Unsere Texte meinen alle.

Bibliografische Information der Deutschen Nationalbibliothek
Die Deutsche Nationalbibliothek verzeichnet diese Publikation in der Deutschen Nationalbibliografie; detaillierte bibliografische Daten sind im Internet über http://dnb.d-nb.de abrufbar.

Wollgrasweg 41, 70599 Stuttgart (Hohenheim)
E-Mail: info@ulmer.de
Internet: www.ulmer.de

MIX
Papier | Fördert gute Waldnutzung
FSC® C014889

Konzept und Projektleitung: Jennifer Zajonz
Lektorat: Melanie Kattanek
Herstellung: Isabell Scherrieble
Umschlaggestaltung, Layout und Satz: Antje Warnecke, nordendesign.de
Reproduktion: time:ray, Jettingen
Druck und Bindung: Pustet, Regensburg
Printed in Germany

Druckprodukt mit finanziellem Klimabeitrag
ClimatePartner.com/12514-2404-1031

ISBN 978-3-8186-2350-0